Les délices de la cuisine chinoise

Un voyage culinaire en Asie

Mei Ling Chen

Résumé

Carpe aigre-douce 9
Carpe au tofu 11
Rouleaux de poisson aux amandes 13
Cabillaud aux Pousses de Bambou 15
Poisson aux germes de soja 17
Filets de poisson sauce brune 19
Gâteaux de poisson chinois 20
Poisson Frit Croustillant 21
Morue frite 22
Poisson aux cinq épices 23
Bâtonnets de poisson parfumés 24
Poisson aux cornichons 25
Morue épicée au gingembre 26
Cabillaud sauce mandarine 28
Poisson à l'ananas 30
Rouleaux de poisson au porc 32
Poisson au vin de riz 34
Poisson frit rapide 35
Poisson aux graines de sésame 36
Boulettes de poisson à la vapeur 37
Poisson aigre-doux mariné 38
Poisson sauce vinaigrée 39
Anguille frite 41
Anguille cuite à sec 42
Anguille au Céleri 44
Poivrons Farcis Au Haddock 45
Haddock à la sauce aux haricots noirs 46
Poisson à la sauce brune 48
Poisson aux cinq épices 49
Haddock à l'ail 50
Poisson épicé 51
Aiglefin au gingembre avec Pak Soi 53

Tresses d'églefin	55
Rouleaux de poisson cuits à la vapeur	56
Flétan à la sauce tomate	58
Lotte au brocoli	59
Rouget à la sauce soja épaisse	61
Poisson du lac de l'Ouest	62
Plie frite	63
Plie vapeur aux champignons chinois	64
Plie à l'ail	65
Plie à la sauce à l'ananas	66
Saumon au Tofu	68
Poisson mariné frit	69
Truite aux carottes	70
Truite frite	71
Truite citronnée	72
Thon chinois	74
Steaks de poisson marinés	76
Gambas aux Amandes	77
Gambas à l'anis	79
Gambas aux asperges	80
Gambas au bacon	81
Boulettes de crevettes	82
Crevettes grillées	84
Gambas aux pousses de bambou	85
Crevettes aux germes de soja	86
Crevettes à la sauce aux haricots noirs	87
Crevettes au Céleri	89
Crevettes sautées au poulet	90
Crevettes au piment	91
Crevettes Chop Suey	92
Chow mein aux crevettes	93
Gambas aux courgettes et litchis	94
Crevettes au Crabe	96
Crevettes au concombre	98
Curry de crevettes	100
Curry de crevettes et champignons	101

Crevettes frites	102
Crevettes panées frites	103
Dumplings aux crevettes à la sauce tomate	104
Coquetiers et crevettes	106
Rouleaux aux œufs de crevettes	107
Crevettes d'Extrême-Orient	109
Crevettes Foo Yung	111
Chips De Crevettes	112
Crevettes sautées en sauce	114
Crevettes pochées au jambon et tofu	116
Crevettes à la sauce litchi	117
Crevettes frites à la mandarine	119
Crevettes à la mange-tout	120
Gambas aux champignons chinois	122
Crevettes et petits pois sautés	123
Gambas au chutney de mangue	124
Boulettes de crevettes frites avec sauce à l'oignon	126
Crevettes Mandarines Aux Petits Pois	127
Crevettes Pékinoises	128
Crevettes aux poivrons	129
Crevettes sautées au porc	130
Crevettes sautées à la sauce sherry	132
Crevettes Frites Au Sésame	134
Crevettes sautées dans leur carapace	135
Crevettes sautées	136
Tempura de crevettes	137
Sous-gomme	138
Crevettes au Tofu	140
Crevettes aux tomates	141
Crevettes à la sauce tomate	142
Crevettes à la sauce tomate et piment	143
Crevettes sautées à la sauce tomate	144
Crevettes aux légumes	146
Gambas aux châtaignes d'eau	147
Raviolis aux Crevettes	148
Ormeau au poulet	149

Ormeau aux asperges *150*
Abalone aux champignons *152*
Ormeau à la sauce aux huîtres *153*
Palourdes à la vapeur *154*
Palourdes aux germes de soja *155*
Palourdes au gingembre et à l'ail *156*
Palourdes poêlées *157*
Beignets de crabe *158*
Crème au crabe *159*
Chair de crabe aux feuilles chinoises *160*
Crabe Foo Yung aux germes de soja *161*
Crabe au gingembre *162*
Crabe Lo Mein *163*
Crabe sauté au porc *165*
Chair de crabe sautée *166*
Boulettes de viande de seiche frites *167*
Homard Cantonais *168*
Homard frit *169*
Homard vapeur au jambon *170*
Homard aux Champignons *171*
Queues de homard au porc *172*
Homard poêlé *174*
Nids de homard *175*
Moules à la sauce aux haricots noirs *177*
Moules au gingembre *178*
Moules à la vapeur *179*
Huîtres frites *180*
Huîtres au bacon *181*
Huîtres frites au gingembre *182*
Huîtres à la sauce aux haricots noirs *183*
Saint-Jacques aux pousses de bambou *184*
Pétoncles aux oeufs *186*
Pétoncles au Brocoli *187*
Saint-Jacques au gingembre *189*
Escalopes de jambon *190*
Noix de Saint-Jacques brouillées aux herbes *191*

Saint-Jacques et oignons sautés *192*
Pétoncles aux légumes *193*
Saint-Jacques aux poivrons *195*
Calamars aux germes de soja *196*
Calamar frit *197*
Paquets de calmars *198*
Rouleaux de calamars frits *200*
Calamars sautés *202*
Calamars aux Champignons Séchés *203*
Calamars aux légumes *204*
Bœuf braisé à l'anis *205*
Bœuf aux asperges *206*
Bœuf aux Pousses de Bambou *208*
Boeuf aux pousses de bambou et champignons *209*
Bœuf braisé à la chinoise *211*
Bœuf aux germes de soja *212*
Bœuf avec brocoli *214*
Boeuf au sésame avec brocoli *216*
Bœuf grillé *218*

Carpe aigre-douce

Pour 4 personnes

1 grosse carpe ou poisson similaire
300 g / 11 oz / ¬œ tasse de semoule de maïs (fécule de maïs)
250 ml / 8 fl oz / 1 tasse d'huile végétale
30 ml / 2 cuillères à soupe de sauce soja
5 ml / 1 cuillère à café de sel
150 g / 5 oz / tasse de sucre ¬Ω
75 ml / 5 cuillères à soupe de vinaigre de vin
15 ml / 1 cuillère à soupe de vin de riz ou de xérès sec
3 oignons nouveaux (oignons verts), hachés finement
1 tranche de racine de gingembre, hachée finement
250 ml / 8 fl oz / 1 tasse d'eau bouillante

Nettoyer et écailler le poisson et le plonger plusieurs heures dans de l'eau froide. Égouttez et séchez, puis marquez chaque côté plusieurs fois. Réservez 30 ml/2 cuillères à soupe de semoule de maïs, puis mélangez progressivement suffisamment d'eau dans le reste de la semoule de maïs pour obtenir une pâte ferme. Nappez le poisson avec la pâte. Faites chauffer l'huile jusqu'à ce qu'elle soit très chaude et faites frire le poisson jusqu'à ce qu'il soit croustillant à l'extérieur, puis baissez le feu et continuez à frire jusqu'à ce que le poisson soit tendre. Pendant ce temps, mélanger le reste de semoule de maïs, la sauce soja, le sel, le sucre, le vinaigre,

vin ou sherry, oignons nouveaux et gingembre. Lorsque le poisson est cuit, le transférer dans un plat de service chaud. Ajouter le mélange de sauce et l'eau à l'huile et porter à ébullition en remuant bien jusqu'à ce que la sauce épaississe. Verser sur le poisson et servir immédiatement.

Carpe au tofu

Pour 4 personnes

1 carpe

60 ml / 4 cuillères à soupe d'huile d'arachide

225 g de tofu en dés

2 oignons nouveaux (oignons verts), hachés finement

1 gousse d'ail, finement hachée

2 tranches de racine de gingembre, finement hachées

15 ml / 1 cuillère à soupe de sauce pimentée

30 ml / 2 cuillères à soupe de sauce soja

500 ml / 16 fl oz / 2 tasses de bouillon

30 ml / 2 cuillères à soupe de vin de riz ou de xérès sec

15 ml / 1 cuillère à soupe de semoule de maïs (fécule de maïs)

30 ml / 2 cuillères à soupe d'eau

Couper, écailler et nettoyer le poisson et marquer 3 lignes en diagonale de chaque côté. Faire chauffer l'huile et faire revenir doucement le tofu jusqu'à ce qu'il soit doré. Retirer de la poêle et bien égoutter. Ajoutez le poisson dans la poêle et faites-le frire jusqu'à ce qu'il soit doré, puis retirez-le de la poêle. Versez tout sauf 15 ml / 1 cuillère à soupe d'huile, puis faites revenir les oignons nouveaux, l'ail et le gingembre pendant 30 secondes.

Ajouter la sauce chili, la sauce soya, le bouillon et le vin et porter à ébullition. Ajouter délicatement le poisson dans la poêle avec

le tofu et laisser mijoter, à découvert, environ 10 minutes jusqu'à ce que le poisson soit bien cuit et la sauce réduite. Transférer le poisson dans un plat chaud et verser le tofu dessus. Mélanger la semoule de maïs et l'eau en une pâte, incorporer à la sauce et laisser mijoter, en remuant, jusqu'à ce que la sauce épaississe légèrement. Verser sur le poisson et servir immédiatement.

Rouleaux de poisson aux amandes

Pour 4 personnes

100 g / 4 oz / 1 tasse d'amandes

450 g de filets de cabillaud

4 tranches de jambon fumé

1 oignon de printemps (oignon vert), émincé

1 tranche de racine de gingembre, hachée

5 ml / 1 cuillère à café de semoule de maïs (fécule de maïs)

5 ml / 1 cuillère à café de sucre

2,5 ml / ¬Ω cuillère à café de sel

15 ml / 1 cuillère à soupe de sauce soja

15 ml / 1 cuillère à soupe de vin de riz ou de xérès sec

1 oeuf, légèrement battu

huile de friture

1 citron, coupé en quartiers

Blanchir les amandes à l'eau bouillante pendant 5 minutes puis les égoutter et les hacher. Couper le poisson en carrés de 9 cm / 3 Ω et le jambon en carrés de 5 cm / 2. Mélanger la ciboule, le gingembre, la semoule de maïs, le sucre, le sel, la sauce soja, le vin ou le xérès et l'œuf. Tremper le poisson dans le mélange puis le déposer sur un plan de travail. Saupoudrer le dessus d'amandes et déposer une tranche de jambon dessus. Rouler le poisson et l'attacher

avec le cuisinier ,Faites chauffer l'huile et faites revenir les filets de poisson quelques minutes jusqu'à ce qu'ils soient dorés. Égoutter sur du papier absorbant et servir avec du citron.

Cabillaud aux Pousses de Bambou

Pour 4 personnes

4 champignons chinois séchés
900 g de filets de cabillaud coupés en dés
30 ml / 2 cuillères à soupe de semoule de maïs (fécule de maïs)
huile de friture
30 ml / 2 cuillères à soupe d'huile d'arachide
1 oignon de printemps (oignon vert), tranché
1 tranche de racine de gingembre, hachée
sel
100 g / 4 oz de pousses de bambou, tranchées
120 ml / 4 fl oz / ¬Ω tasse de fumet de poisson
15 ml / 1 cuillère à soupe de sauce soja
45 ml / 3 cuillères à soupe d'eau

Faire tremper les champignons dans de l'eau tiède pendant 30 minutes, puis les égoutter. Retirer les tiges et trancher les chapeaux. Saupoudrer le poisson de la moitié

Farine de maïs. Faites chauffer l'huile et faites frire le poisson jusqu'à ce qu'il soit doré. Égoutter sur du papier absorbant et réserver au chaud.

Pendant ce temps, chauffer l'huile et faire revenir l'oignon de printemps, le gingembre et le sel jusqu'à ce qu'ils soient légèrement dorés. Ajouter les pousses de bambou et faire revenir 3 minutes. Ajouter le bouillon et la sauce soja, porter à ébullition et laisser mijoter 3 minutes. Mélanger le reste de semoule de maïs en pâte avec l'eau, incorporer dans la casserole et laisser mijoter, en remuant, jusqu'à ce que la sauce épaississe. Verser sur le poisson et servir immédiatement.

Poisson aux germes de soja

Pour 4 personnes

450 g / 1 lb de germes de soja
45 ml / 3 cuillères à soupe d'huile d'arachide
5 ml / 1 cuillère à café de sel
3 tranches de racine de gingembre, hachées
450 g de filets de poisson, tranchés
4 oignons nouveaux (oignons verts), tranchés
15 ml / 1 cuillère à soupe de sauce soja
60 ml / 4 cuillères à soupe de bouillon de poisson
10 ml / 2 cuillères à café de semoule de maïs (fécule de maïs)
15 ml / 1 cuillère à soupe d'eau

Blanchir les germes de soja dans de l'eau bouillante pendant 4 minutes puis bien les égoutter. Faire chauffer la moitié de l'huile et faire sauter le sel et le gingembre pendant 1 minute. Ajouter le poisson et faire frire jusqu'à ce qu'il soit légèrement doré, puis retirer de la poêle. Faire chauffer le reste d'huile et faire revenir les oignons nouveaux pendant 1 minute. Ajouter la sauce soja et le bouillon et porter à ébullition. Remettre le poisson dans la poêle, couvrir et laisser mijoter 2 minutes jusqu'à ce que le poisson soit bien cuit. Mélanger la semoule de maïs et l'eau dans une pâte, incorporer dans la casserole et laisser mijoter, en remuant, jusqu'à ce que la sauce se clarifie et épaississe.

Filets de poisson sauce brune

Pour 4 personnes

450 g de filets de morue, en tranches épaisses
30 ml / 2 cuillères à soupe de vin de riz ou de xérès sec
30 ml / 2 cuillères à soupe de sauce soja
3 oignons nouveaux (oignons verts), hachés finement
1 tranche de racine de gingembre, hachée finement
5 ml / 1 cuillère à café de sel
5 ml / 1 cuillère à café d'huile de sésame
30 ml / 2 cuillères à soupe de semoule de maïs (fécule de maïs)
3 œufs battus
90 ml / 6 cuillères à soupe d'huile d'arachide
90 ml / 6 cuillères à soupe de bouillon de poisson

Mettre les filets de poisson dans un bol. Mélanger le vin ou le xérès, la sauce soja, les oignons nouveaux, le gingembre, le sel et l'huile de sésame, verser sur le poisson, couvrir et laisser mariner 30 minutes. Retirez le poisson de la marinade et assaisonnez-le avec la fécule de maïs, puis trempez-le dans l'œuf battu. Faites chauffer l'huile et faites frire le poisson jusqu'à ce qu'il soit doré à l'extérieur. Verser l'huile et incorporer le bouillon et la marinade restante. Porter à ébullition et laisser mijoter environ 5 minutes jusqu'à ce que le poisson soit bien cuit.

Gâteaux de poisson chinois

Pour 4 personnes

450 g / 1 lb de morue hachée (moulue)
2 oignons nouveaux (oignons verts), hachés finement
1 gousse d'ail, écrasée
5 ml / 1 cuillère à café de sel
5 ml / 1 cuillère à café de sucre
5 ml / 1 cuillère à café de sauce soja
45 ml / 3 cuillères à soupe d'huile végétale
15 ml / 1 cuillère à soupe de semoule de maïs (fécule de maïs)

Incorporer la morue, les oignons nouveaux, l'ail, le sel, le sucre, la sauce soja et 10 ml/2 cc d'huile. Bien pétrir en saupoudrant de temps en temps d'un peu de semoule de maïs jusqu'à ce que la pâte soit souple et élastique. Former 4 croquettes de poisson. Faites chauffer l'huile et faites frire les galettes de poisson pendant environ 10 minutes jusqu'à ce qu'elles soient dorées, en les pressant pendant la cuisson. Servir chaud ou froid.

Poisson Frit Croustillant

Pour 4 personnes

450 g de filets de poisson coupés en lanières
30 ml / 2 cuillères à soupe de vin de riz ou de xérès sec
sel et poivre fraîchement moulu
45 ml / 3 cuillères à soupe de semoule de maïs (fécule de maïs)
1 blanc d'oeuf, légèrement battu
huile de friture

Placer le poisson dans le vin ou le xérès et assaisonner de sel et de poivre. Saupoudrer légèrement de semoule de maïs. Battre le reste de semoule de maïs dans le blanc d'œuf jusqu'à ce qu'il soit ferme, puis tremper le poisson dans la pâte. Faites chauffer l'huile et faites frire les lanières de poisson pendant quelques minutes jusqu'à ce qu'elles soient dorées.

Morue frite

Pour 4 personnes

900 g de filets de cabillaud coupés en dés

sel et poivre fraîchement moulu

2 oeufs battus

100 g / 4 oz / 1 tasse de farine ordinaire (tout usage)

huile de friture

1 citron, coupé en quartiers

Assaisonnez la morue de sel et de poivre. Battre les œufs et la farine en une pâte et assaisonner de sel. Tremper le poisson dans la pâte. Faire chauffer l'huile et faire frire le poisson pendant quelques minutes jusqu'à ce qu'il soit doré et bien cuit. Égoutter sur du papier absorbant et servir avec des quartiers de citron.

Poisson aux cinq épices

Pour 4 personnes

4 filets de cabillaud
5 ml / 1 cuillère à café de cinq épices en poudre
5 ml / 1 cuillère à café de sel
30 ml / 2 cuillères à soupe d'huile d'arachide
2 gousses d'ail, écrasées
2,5 ml/1 de racine de gingembre, émincée
30 ml / 2 cuillères à soupe de vin de riz ou de xérès sec
15 ml / 1 cuillère à soupe de sauce soja
quelques gouttes d'huile de sésame

Frottez le poisson avec la poudre de cinq épices et le sel. Faire chauffer l'huile et faire frire le poisson jusqu'à ce qu'il soit légèrement doré des deux côtés. Retirer de la poêle et ajouter les autres ingrédients. Réchauffer en remuant, puis remettre le poisson dans la poêle et réchauffer doucement avant de servir.

Bâtonnets de poisson parfumés

Pour 4 personnes

30 ml / 2 cuillères à soupe de vin de riz ou de xérès sec
1 oignon de printemps (oignon vert), haché finement
2 oeufs battus
10 ml / 2 cuillères à café de poudre de curry
5 ml / 1 cuillère à café de sel
450 g de filets de poisson blanc coupés en lanières
100 g de chapelure
huile de friture

Incorporer le vin ou le xérès, la ciboule, les œufs, la poudre de curry et le sel. Tremper le poisson dans le mélange afin que les morceaux soient bien enrobés, puis les presser dans la chapelure. Faire chauffer l'huile et faire frire le poisson pendant quelques minutes jusqu'à ce qu'il soit croustillant et doré. Bien égoutter et servir immédiatement.

Poisson aux cornichons

Pour 4 personnes

4 filets de poisson blanc

75 g de petits cornichons

2 petits oignons (échalote)

2 tranches de racine de gingembre

30 ml / 2 cuillères à soupe d'eau

5 ml / 1 cuillère à café d'huile d'arachide

2,5 ml / ¬Ω cuillère à café de sel

2,5 ml / ¬Ω cuillère à café de vin de riz ou de xérès sec

Placer le poisson sur une assiette résistante à la chaleur et saupoudrer du reste des ingrédients. Placer sur une grille dans un cuit-vapeur, couvrir et cuire à la vapeur environ 15 minutes sur de l'eau bouillante jusqu'à ce que le poisson soit tendre. Transférer dans un plat chaud, jeter le gingembre et les oignons nouveaux et servir.

Morue épicée au gingembre

Pour 4 personnes

225 g de purée de tomates √ © e (pâtes)
30 ml / 2 cuillères à soupe de vin de riz ou de xérès sec
15 ml / 1 cuillère à soupe de racine de gingembre râpée
15 ml / 1 cuillère à soupe de sauce pimentée
15 ml / 1 cuillère à soupe d'eau
15 ml / 1 cuillère à soupe de sauce soja
10ml / 2 cuillères à café de sucre
3 gousses d'ail, écrasées
100 g / 4 oz / 1 tasse de farine ordinaire (tout usage)
75 ml / 5 cuillères à soupe de semoule de maïs (fécule de maïs)
175 ml / 6 fl oz / ¬œ tasse d'eau
1 blanc d'oeuf
2,5 ml / ¬Ω cuillère à café de sel
huile de friture
450 g/1 lb de filets de cabillaud, pelés et coupés en dés

Pour faire la sauce, mélangez la purée de tomates, le vin ou le xérès, le gingembre, la sauce chili, l'eau, la sauce soja, le sucre et l'ail. Porter à ébullition puis laisser mijoter, en remuant, pendant 4 minutes.

Fouetter ensemble la farine, la fécule de maïs, l'eau, le blanc d'œuf et le sel jusqu'à consistance lisse. Chauffer l'huile. Tremper les morceaux de poisson dans la pâte et faire frire pendant environ 5 minutes jusqu'à ce qu'ils soient bien cuits et dorés. Égoutter sur du papier absorbant. Égoutter toute l'huile et remettre le poisson et la sauce dans la poêle. Chauffer doucement environ 3 minutes jusqu'à ce que le poisson soit complètement enrobé de sauce.

Cabillaud sauce mandarine

Pour 4 personnes

675 g de filets de cabillaud coupés en lanières
30 ml / 2 cuillères à soupe de semoule de maïs (fécule de maïs)
60 ml / 4 cuillères à soupe d'huile d'arachide
1 oignon de printemps (oignon vert), émincé
2 gousses d'ail, écrasées
1 tranche de racine de gingembre, hachée
100 g de champignons, tranchés
50 g / 2 oz de pousses de bambou, coupées en lanières
120 ml / 4 fl oz / ½ tasse de sauce soja
30 ml / 2 cuillères à soupe de vin de riz ou de xérès sec
15 ml / 1 cuillère à soupe de cassonade
5 ml / 1 cuillère à café de sel
250 ml / 8 fl oz / 1 tasse de bouillon de poulet

Tremper le poisson dans la semoule de maïs jusqu'à ce qu'il soit légèrement enrobé. Faire chauffer l'huile et faire frire le poisson jusqu'à ce qu'il soit doré des deux côtés. Retirez-le de la poêle. Ajouter l'oignon de printemps, l'ail et le gingembre et faire sauter jusqu'à ce qu'ils soient légèrement dorés. Ajouter les champignons et les pousses de bambou et faire revenir 2 minutes. Ajouter les autres ingrédients et porter à

l'ébullition en remuant. Remettre le poisson dans la poêle, couvrir et laisser mijoter 20 minutes.

Poisson à l'ananas

Pour 4 personnes

450 g de filets de poisson
2 oignons nouveaux (oignons verts), hachés
30 ml / 2 cuillères à soupe de sauce soja
15 ml / 1 cuillère à soupe de vin de riz ou de xérès sec
2,5 ml / ¬Ω cuillère à café de sel
2 oeufs, légèrement battus
15 ml / 1 cuillère à soupe de semoule de maïs (fécule de maïs)
45 ml / 3 cuillères à soupe d'huile d'arachide
225 g de morceaux d'ananas en conserve dans le jus

Coupez le poisson en lanières de 2,5cm/1 contre le grain et placez-le dans un bol. Ajouter les oignons nouveaux, la sauce soja, le vin ou le xérès et le sel, bien mélanger et laisser reposer 30 minutes. Égouttez le poisson en jetant la marinade. Battre les œufs et la semoule de maïs dans une pâte et tremper le poisson dans la pâte pour l'enrober, égoutter l'excédent. Faire chauffer l'huile et faire frire le poisson jusqu'à ce qu'il soit légèrement doré des deux côtés. Réduire le feu et poursuivre la cuisson jusqu'à tendreté. Pendant ce temps, mélangez 60 ml / 4 cuillères à soupe de jus d'ananas avec le reste de pâte et les morceaux d'ananas. Placer dans une casserole à feu doux et laisser mijoter jusqu'à ce que le tout soit chaud, en remuant constamment. Organiser le fichier

cuire le poisson sur un plat chaud et verser dessus la sauce pour servir.

Rouleaux de poisson au porc

Pour 4 personnes

450 g de filets de poisson
100 g de porc cuit, haché (haché)
30 ml / 2 cuillères à soupe de vin de riz ou de xérès sec
15 ml / 1 cuillère à soupe de sucre
huile de friture
120 ml / 4 fl oz / ¬Ω tasse de fumet de poisson
3 oignons nouveaux (oignons verts), hachés
1 tranche de racine de gingembre, hachée
15 ml / 1 cuillère à soupe de sauce soja
15 ml / 1 cuillère à soupe de semoule de maïs (fécule de maïs)
45 ml / 3 cuillères à soupe d'eau

Couper le poisson en carrés de 9 cm / 3 Ω. Mélangez le porc avec le vin ou le xérès et la moitié du sucre, étalez sur les carrés de poisson, roulez et fixez avec de la ficelle. Faites chauffer l'huile et faites frire le poisson jusqu'à ce qu'il soit doré. Égoutter sur du papier absorbant. Pendant ce temps chauffer le bouillon et ajouter les oignons nouveaux, le gingembre, la sauce soja et le reste du sucre. Porter à ébullition et laisser mijoter 4 minutes. Mélanger la semoule de maïs et l'eau dans une pâte, incorporer dans la casserole et laisser mijoter,

en remuant, jusqu'à ce que la sauce se clarifie et épaississe. Verser sur le poisson et servir immédiatement.

Poisson au vin de riz

Pour 4 personnes

400 ml / 14 fl oz / 1¬œ tasses de vin de riz ou de xérès sec

120 ml / 4 fl oz / ¬Ω tasse d'eau

30 ml / 2 cuillères à soupe de sauce soja

5 ml / 1 cuillère à café de sucre

sel et poivre fraîchement moulu

10 ml / 2 cuillères à café de semoule de maïs (fécule de maïs)

15 ml / 1 cuillère à soupe d'eau

450 g de filets de cabillaud

5 ml / 1 cuillère à café d'huile de sésame

2 oignons nouveaux (oignons verts), hachés

Porter à ébullition le vin, l'eau, la sauce soja, le sucre, le sel et le poivre et faire bouillir jusqu'à réduction de moitié. Mélanger la semoule de maïs en pâte avec l'eau, incorporer dans la casserole et laisser mijoter, en remuant, pendant 2 minutes. Salez le poisson et saupoudrez d'huile de sésame. Ajouter à la poêle et laisser mijoter environ 8 minutes jusqu'à ce qu'ils soient bien cuits. Servir parsemé d'oignons nouveaux.

Poisson frit rapide

Pour 4 personnes

450 g de filets de cabillaud coupés en lanières

sel

sauce soja

huile de friture

Saupoudrer le poisson de sel et de sauce soja et laisser reposer 10 minutes. Faire chauffer l'huile et faire frire le poisson pendant quelques minutes jusqu'à ce qu'il soit légèrement doré. Égoutter sur du papier absorbant et arroser généreusement de sauce soja avant de servir.

Poisson aux graines de sésame

Pour 4 personnes

450 g de filets de poisson coupés en lanières

1 oignon, haché

2 tranches de racine de gingembre, hachées

120 ml / 4 fl oz / ½ tasse de vin de riz ou de xérès sec

10 ml / 2 cuillères à café de cassonade

2,5 ml / ½ cuillère à café de sel

1 oeuf, légèrement battu

15 ml / 1 cuillère à soupe de semoule de maïs (fécule de maïs)

45 ml/3 cuillères à soupe de farine ordinaire (tout usage)

60 ml / 6 cuillères à soupe de graines de sésame

huile de friture

Mettez le poisson dans un bol. Mélanger l'oignon, le gingembre, le vin ou le xérès, le sucre et le sel, ajouter au poisson et laisser mariner 30 minutes en retournant de temps en temps. Battre l'œuf, la fécule de maïs et la farine pour former une pâte. Tremper le poisson dans la pâte puis le farcir de graines de sésame. Faire chauffer l'huile et faire frire les lanières de poisson pendant environ 1 minute jusqu'à ce qu'elles soient dorées et croustillantes.

Boulettes de poisson à la vapeur

Pour 4 personnes

450 g / 1 lb de morue hachée (moulue)
1 oeuf, légèrement battu
1 tranche de racine de gingembre, hachée
2,5 ml / ½ cuillère à café de sel
pincée de poivre fraîchement moulu
15 ml / 1 cuillère à soupe de semoule de maïs (amidon de maïs)
15 ml / 1 cuillère à soupe de vin de riz ou de xérès sec

Bien mélanger tous les ingrédients et former des boules de la taille d'une noix. Saupoudrer d'un peu de farine si besoin. Disposez-les dans un plat allant au four.

Placez le plat sur une grille dans un cuiseur vapeur, couvrez et faites cuire à la vapeur dans de l'eau bouillante à feu doux pendant environ 10 minutes jusqu'à ce qu'il soit bien cuit.

Poisson aigre-doux mariné

Pour 4 personnes

450 g de filets de poisson coupés en morceaux
1 oignon, haché
3 tranches de racine de gingembre, hachées
5 ml / 1 cuillère à café de sauce soja
sel et poivre fraîchement moulu
30 ml / 2 cuillères à soupe de semoule de maïs (fécule de maïs)
huile de friture
Sauce aigre douce

Mettez le poisson dans un bol. Mélanger l'oignon, le gingembre, la sauce soja, le sel et le poivre, ajouter au poisson, couvrir et laisser reposer pendant 1 heure en retournant de temps en temps. Retirer le poisson de la marinade et saupoudrer de fécule de maïs. Faire chauffer l'huile et faire frire le poisson jusqu'à ce qu'il soit croustillant et doré. Les égoutter sur du papier absorbant et les disposer sur un plat de service chaud. Pendant ce temps, préparez la sauce et versez-la sur le poisson pour servir.

Poisson sauce vinaigrée

Pour 4 personnes

450 g de filets de poisson coupés en lanières
sel et poivre fraîchement moulu
1 blanc d'oeuf, légèrement battu
45 ml / 3 cuillères à soupe de semoule de maïs (fécule de maïs)
15 ml / 1 cuillère à soupe de vin de riz ou de xérès sec
huile de friture
250 ml / 8 fl oz / 1 tasse de bouillon de poisson
15 ml / 1 cuillère à soupe de cassonade
15 ml / 1 cuillère à soupe de vinaigre de vin
2 tranches de racine de gingembre, hachées
2 oignons nouveaux (oignons verts), hachés

Assaisonner le poisson avec un peu de sel et de poivre. Fouetter le blanc d'œuf avec 30 ml/2 cuillères à soupe de semoule de maïs et le vin ou le xérès. Mélanger le poisson dans la pâte jusqu'à ce qu'il soit enrobé. Faites chauffer l'huile et faites revenir le poisson quelques minutes jusqu'à ce qu'il soit doré. Égoutter sur du papier absorbant.

Pendant ce temps, porter à ébullition le bouillon, le sucre et le vinaigre de vin. Ajouter le gingembre et la ciboulette et laisser mijoter 3 minutes. Mixer le reste de semoule de maïs en pâte avec un peu d'eau, mélanger

Verser dans la poêle et laisser mijoter, en remuant, jusqu'à ce que la sauce se clarifie et épaississe. Verser sur le poisson pour servir.

Anguille frite

Pour 4 personnes

450 g / 1 lb d'anguille
250 ml / 8 fl oz / 1 tasse d'huile d'arachide
30 ml / 2 cuillères à soupe de sauce soja noire
30 ml / 2 cuillères à soupe de vin de riz ou de xérès sec
15 ml / 1 cuillère à soupe de cassonade
une pincée d'huile de sésame

Pelez l'anguille et coupez-la en morceaux. Faites chauffer l'huile et faites frire l'anguille jusqu'à ce qu'elle soit dorée. Retirer de la poêle et égoutter. Versez tout sauf 30 ml / 2 cuillères à soupe d'huile. Faire chauffer l'huile et ajouter la sauce soja, le vin ou le xérès et le sucre. Chauffer puis ajouter l'anguille et faire sauter jusqu'à ce que l'anguille soit bien enrobée et que la quasi-totalité du liquide se soit évaporée. Arroser d'huile de sésame et servir.

Anguille cuite à sec

Pour 4 personnes

5 champignons chinois séchés

3 petits oignons (échalote)

30 ml / 2 cuillères à soupe d'huile d'arachide

20 gousses d'ail

6 tranches de racine de gingembre

10 châtaignes d'eau

900 g / 2 lbs d'anguilles

30 ml / 2 cuillères à soupe de sauce soja

15 ml / 1 cuillère à soupe de cassonade

15 ml / 1 cuillère à soupe de vin de riz ou de xérès sec

450 ml / ¬œ pt / 2 tasses d'eau

15 ml / 1 cuillère à soupe de semoule de maïs (fécule de maïs)

45 ml / 3 cuillères à soupe d'eau

5 ml / 1 cuillère à café d'huile de sésame

Faire tremper les champignons dans de l'eau tiède pendant 30 minutes puis égoutter et jeter les tiges. Coupez 1 oignon nouveau en morceaux et hachez l'autre. Faites chauffer l'huile et faites revenir les champignons, les morceaux d'oignons nouveaux, l'ail, le gingembre et les châtaignes pendant 30 secondes. Ajouter les anguilles et faire sauter 1 minute. Ajouter la sauce soja, le sucre, le vin ou

Sherry et eau, porter à ébullition, couvrir et laisser mijoter pendant 1 Ω heure, en ajoutant un peu d'eau pendant la cuisson si nécessaire. Mélanger la semoule de maïs et l'eau en une pâte, remuer dans la casserole et laisser mijoter, en remuant, jusqu'à ce que la sauce épaississe. Servir arrosé d'huile de sésame et d'oignons nouveaux hachés.

Anguille au Céleri

Pour 4 personnes

350 g d'anguille

6 branches de céleri

30 ml / 2 cuillères à soupe d'huile d'arachide

2 oignons nouveaux (oignons verts), hachés

1 tranche de racine de gingembre, hachée

30 ml / 2 cuillères à soupe d'eau

5 ml / 1 cuillère à café de sucre

5 ml / 1 cuillère à café de vin de riz ou de xérès sec

5 ml / 1 cuillère à café de sauce soja

poivre fraîchement moulu

30 ml / 2 cuillères à soupe de persil frais haché

Pelez et coupez l'anguille en lanières. Couper le céleri en lanières. Faire chauffer l'huile et faire revenir les oignons nouveaux et le gingembre pendant 30 secondes. Ajouter l'anguille et faire revenir 30 secondes. Ajouter le céleri et faire revenir 30 secondes. Ajouter la moitié de l'eau, le sucre, le vin ou le xérès, la sauce soja et le poivre. Porter à ébullition et laisser mijoter quelques minutes jusqu'à ce que le céleri soit juste tendre mais encore croquant et que le liquide ait réduit. Servir saupoudré de persil.

Poivrons Farcis Au Haddock

Pour 4 personnes

225 g de filets d'églefin hachés (moulus)
100 g de crevettes décortiquées, hachées (moulues)
1 oignon de printemps (oignon vert), émincé
2,5 ml / ¬Ω cuillère à café de sel
Poivre
4 poivrons verts
45 ml / 3 cuillères à soupe d'huile d'arachide
120 ml / 4 fl oz / ¬Ω tasse de bouillon de poulet
10 ml / 2 cuillères à café de semoule de maïs (fécule de maïs)
5 ml / 1 cuillère à café de sauce soja

Incorporer le haddock, les crevettes, la ciboule, le sel et le poivre. Couper le pédoncule des poivrons et retirer le centre. Farcir les poivrons avec le mélange de fruits de mer. Faire chauffer l'huile et ajouter les poivrons et le bouillon. Porter à ébullition, couvrir et laisser mijoter 15 minutes. Transférer les poivrons dans un plat de service chaud. Mélanger la semoule de maïs, la sauce soja et un peu d'eau et remuer dans la casserole. Porter à ébullition et laisser mijoter, en remuant, jusqu'à ce que la sauce se clarifie et épaississe.

Haddock à la sauce aux haricots noirs

Pour 4 personnes

15 ml / 1 cuillère à soupe d'huile d'arachide

2 gousses d'ail, écrasées

1 tranche de racine de gingembre, hachée

15 ml / 1 c. à soupe de sauce aux haricots noirs

2 oignons, coupés en quartiers

1 branche de céleri, tranchée

450 g de filets de haddock

15 ml / 1 cuillère à soupe de sauce soja

15 ml / 1 cuillère à soupe de vin de riz ou de xérès sec

250 ml / 8 fl oz / 1 tasse de bouillon de poulet

Faire chauffer l'huile et faire revenir la sauce à l'ail, au gingembre et aux haricots noirs jusqu'à ce qu'elle soit légèrement dorée. Ajouter les oignons et le céleri et faire sauter pendant 2 minutes. Ajouter l'aiglefin et faire revenir environ 4 minutes de chaque côté ou jusqu'à ce que le poisson soit bien cuit. Ajouter la sauce soja, le vin ou le sherry et le bouillon de poulet, porter à ébullition, couvrir et laisser mijoter 3 minutes.

Poisson à la sauce brune

Pour 4 personnes

4 haddock ou poisson similaire
45 ml / 3 cuillères à soupe d'huile d'arachide
2 oignons nouveaux (oignons verts), hachés
2 tranches de racine de gingembre hachées
5 ml / 1 cuillère à café de sauce soja
2,5 ml / ½ cuillère à café de vinaigre de vin
2,5 ml / ½ cuillère à café de vin de riz ou de xérès sec
2,5 ml / ½ cuillère à café de sucre
poivre fraîchement moulu
2,5 ml / ½ cuillère à café d'huile de sésame

Nettoyez le poisson et coupez-le en gros morceaux. Faire chauffer l'huile et faire revenir les oignons nouveaux et le gingembre pendant 30 secondes. Ajouter le poisson et faire frire jusqu'à ce qu'il soit légèrement doré des deux côtés. Ajouter la sauce soja, le vinaigre de vin, le vin ou le xérès, le sucre et le poivre et laisser mijoter 5 minutes jusqu'à ce que la sauce soit épaisse. Servir arrosé d'huile de sésame.

Poisson aux cinq épices

Pour 4 personnes

450 g de filets de haddock
5 ml / 1 cuillère à café de cinq épices en poudre
5 ml / 1 cuillère à café de sel
30 ml / 2 cuillères à soupe d'huile d'arachide
2 gousses d'ail, écrasées
2 tranches de racine de gingembre, hachées
30 ml / 2 cuillères à soupe de vin de riz ou de xérès sec
15 ml / 1 cuillère à soupe de sauce soja
10 ml / 2 cuillères à café d'huile de sésame

Frotter les filets de haddock avec le cinq-épices en poudre et le sel. Faites chauffer l'huile et faites frire le poisson jusqu'à ce qu'il soit légèrement doré des deux côtés, puis retirez-le de la poêle. Ajouter l'ail, le gingembre, le vin ou le xérès, la sauce soja et l'huile de sésame et faire sauter pendant 1 minute. Remettre le poisson dans la poêle et laisser mijoter jusqu'à ce que le poisson soit tendre.

Haddock à l'ail

Pour 4 personnes

450 g de filets de haddock
5 ml / 1 cuillère à café de sel
30 ml / 2 cuillères à soupe de semoule de maïs (fécule de maïs)
60 ml / 4 cuillères à soupe d'huile d'arachide
6 gousses d'ail
2 tranches de racine de gingembre, écrasées
45 ml / 3 cuillères à soupe d'eau
30 ml / 2 cuillères à soupe de sauce soja
15 ml / 1 cuillère à soupe de sauce aux haricots jaunes
15 ml / 1 cuillère à soupe de vin de riz ou de xérès sec
15 ml / 1 cuillère à soupe de cassonade

Saupoudrer le haddock de sel et saupoudrer de semoule de maïs. Faites chauffer l'huile et faites frire le poisson jusqu'à ce qu'il soit doré des deux côtés, puis retirez-le de la poêle. Ajouter l'ail et le gingembre et faire revenir 1 minute. Ajouter le reste des ingrédients, porter à ébullition, couvrir et laisser mijoter 5 minutes. Remettre le poisson dans la poêle, couvrir et laisser mijoter jusqu'à ce qu'il soit tendre.

Poisson épicé

Pour 4 personnes

450 g de filets de haddock coupés en dés
jus de 1 citron
30 ml / 2 cuillères à soupe de sauce soja
30 ml / 2 cuillères à soupe de sauce aux huîtres
15 ml / 1 cuillère à soupe de zeste de citron râpé
une pincée de gingembre moulu
sel et poivre
2 blancs d'œufs
45 ml / 3 cuillères à soupe de semoule de maïs (fécule de maïs)
6 champignons chinois séchés
huile de friture
5 oignons nouveaux (oignons verts), coupés en lanières
1 branche de céleri, coupée en lanières
100 g / 4 oz de pousses de bambou, coupées en lanières
250 ml / 8 fl oz / 1 tasse de bouillon de poulet
5 ml / 1 cuillère à café de cinq épices en poudre

Mettez le poisson dans un bol et arrosez de jus de citron. Incorporer la sauce soya, la sauce aux huîtres, le zeste de citron, le gingembre, le sel, le poivre, les blancs d'œufs et tout sauf 5 ml/1 c. à thé de semoule de maïs. Partir

laisser mariner 2 heures en remuant de temps en temps. Faire tremper les champignons dans de l'eau tiède pendant 30 minutes, puis les égoutter. Retirer les tiges et trancher les chapeaux. Faites chauffer l'huile et faites revenir le poisson quelques minutes jusqu'à ce qu'il soit doré. Retirer du moule. Ajouter les légumes et les faire frire jusqu'à ce qu'ils soient tendres mais encore croquants. Versez l'huile. Mélangez le bouillon de poulet avec le reste de semoule de maïs, ajoutez-le aux légumes et portez à ébullition. Remettre le poisson dans la poêle, assaisonner de cinq épices en poudre et réchauffer avant de servir.

Aiglefin au gingembre avec Pak Soi

Pour 4 personnes

450 g de filet de haddock

sel et poivre

225g / 8oz pak soi

30 ml / 2 cuillères à soupe d'huile d'arachide

1 tranche de racine de gingembre, hachée

1 oignon, haché

2 piments rouges séchés

5 ml / 1 cuillère à café de miel

10 ml / 2 cuillères à café de ketchup (ketchup)

10 ml / 2 cuillères à café de vinaigre de malt

30 ml / 2 cuillères à soupe de vin blanc sec

10 ml / 2 cuillères à café de sauce soja

10 ml / 2 cuillères à café de sauce de poisson

10 ml / 2 cuillères à café de sauce aux huîtres

5 ml / 1 cuillère à café de pâte de crevettes

Pelez le haddock puis coupez-le en morceaux de 2 cm. Saupoudrez de sel et de poivre. Couper le chou en petits morceaux. Faire chauffer l'huile et faire revenir le gingembre et l'oignon pendant 1 minute. Ajouter le chou et le poivron rouge et faire revenir 30 secondes. Ajouter le miel, la tomate

ketchup, vinaigre et vin. Ajouter le haddock et laisser mijoter 2 minutes. Incorporer la sauce soja, la sauce au poisson et aux huîtres et la pâte de crevettes et laisser mijoter jusqu'à ce que l'aiglefin soit bien cuit.

Tresses d'églefin

Pour 4 personnes

450 g / 1 lb de filets d'aiglefin sans peau

sel

5 ml / 1 cuillère à café de cinq épices en poudre

jus de 2 citrons

5 ml / 1 cuillère à café d'anis moulu

5 ml / 1 cuillère à café de poivre fraîchement moulu

30 ml / 2 cuillères à soupe de sauce soja

30 ml / 2 cuillères à soupe de sauce aux huîtres

15 ml / 1 cuillère à soupe de miel

60 ml / 4 cuillères à soupe de ciboulette ciselée

8,Àì10 feuilles d'épinards

45 ml / 3 cuillères à soupe de vinaigre de vin

Coupez le poisson en longues lanières fines et formez des tresses, saupoudrez de sel, de poudre de cinq épices et de jus de citron et transférez dans un bol. Mélanger l'anis, le poivre, la sauce soja, la sauce aux huîtres, le miel et la ciboulette, verser sur le poisson et laisser mariner au moins 30 minutes. Tapissez le panier vapeur avec les feuilles d'épinards, posez les nattes dessus, couvrez et faites cuire à la vapeur dans de l'eau bouillante avec le vinaigre pendant environ 25 minutes.

Rouleaux de poisson cuits à la vapeur

Pour 4 personnes

450 g de filets d'églefin, pelés et coupés en dés
jus de 1 citron
30 ml / 2 cuillères à soupe de sauce soja
30 ml / 2 cuillères à soupe de sauce aux huîtres
30 ml / 2 c. à soupe de sauce aux prunes
5 ml / 1 cuillère à café de vin de riz ou de xérès sec
sel et poivre
6 champignons chinois séchés
100 g de germes de soja
100 g / 4 oz de petits pois
50 g / 2 oz / ¬Ω tasse de noix de Grenoble, hachées
1 oeuf, battu
30 ml / 2 cuillères à soupe de semoule de maïs (fécule de maïs)
225 g de bok choy, blanchis

Mettez le poisson dans un bol. Incorporer le jus de citron, les sauces soya, aux huîtres et aux pruneaux, le vin ou le xérès, le sel et le poivre. Verser sur le poisson et laisser mariner 30 minutes. Ajouter les légumes verts, les noix, l'œuf et la semoule de maïs et bien mélanger. Déposez 3 feuilles chinoises l'une sur l'autre, nappez d'un peu de mélange de poisson

et rouler. Continuer jusqu'à épuisement de tous les ingrédients. Placer les rouleaux dans un panier vapeur, couvrir et laisser mijoter 30 minutes.

Flétan à la sauce tomate

Pour 4 personnes

450 g de filets de flétan

sel

15 ml / 1 c. à soupe de sauce aux haricots noirs

1 gousse d'ail, écrasée

2 oignons nouveaux (oignons verts), hachés

2 tranches de racine de gingembre, hachées

15 ml / 1 cuillère à soupe de vin de riz ou de xérès sec

15 ml / 1 cuillère à soupe de sauce soja

200 g de tomates en conserve, égouttées

30 ml / 2 cuillères à soupe d'huile d'arachide

Saupoudrer généreusement le flétan de sel et laisser reposer 1 heure. Rincez le sel et séchez. Placer le poisson dans un bol allant au four et arroser de sauce aux haricots noirs, d'ail, d'oignons nouveaux, de gingembre, de vin ou de xérès, de sauce soja et de tomates. Placer le bol sur une grille dans un cuit-vapeur, couvrir et cuire à la vapeur pendant 20 minutes sur de l'eau frémissante jusqu'à ce que le poisson soit bien cuit. Faites chauffer l'huile jusqu'à ce qu'elle soit presque fumante et versez-en un filet sur le poisson avant de servir.

Lotte au brocoli

Pour 4 personnes

450 g/1 lb de queue de lotte, coupée en cubes
sel et poivre
45 ml / 3 cuillères à soupe d'huile d'arachide
50 g de champignons, tranchés
1 petite carotte, coupée en lanières
1 gousse d'ail, écrasée
2 tranches de racine de gingembre, hachées
45 ml / 3 cuillères à soupe d'eau
275 g / 10 oz de bouquets de brocoli
5 ml / 1 cuillère à café de sucre
5 ml / 1 cuillère à café de semoule de maïs (fécule de maïs)
45 ml / 3 cuillères à soupe d'eau

Assaisonnez bien la lotte avec du sel et du poivre. Faites chauffer 30 ml/2 cuillères à soupe d'huile et faites revenir la lotte, les champignons, la carotte, l'ail et le gingembre jusqu'à ce qu'ils soient légèrement dorés. Ajouter l'eau et poursuivre la cuisson, à découvert, à feu doux. Pendant ce temps, blanchir le brocoli dans de l'eau bouillante jusqu'à ce qu'il soit tendre, puis bien égoutter. Faire chauffer le reste de l'huile et faire revenir le brocoli et le sucre avec une pincée de sel jusqu'à ce que le brocoli soit bien enrobé d'huile. Disposer autour d'un chauffé

plat. Mélanger la semoule de maïs et l'eau en une pâte, incorporer au poisson et laisser mijoter, en remuant, jusqu'à ce que la sauce épaississe. Verser sur le brocoli et servir immédiatement.

Rouget à la sauce soja épaisse

Pour 4 personnes

1 rouget

huile de friture

30 ml / 2 cuillères à soupe d'huile d'arachide

2 oignons nouveaux (oignons verts), tranchés

2 tranches de racine de gingembre, râpées

1 poivron rouge, émincé

250 ml / 8 fl oz / 1 tasse de bouillon de poisson

15 ml / 1 cuillère à soupe de sauce soja épaisse

15 ml / 1 cuillère à soupe de blanc fraîchement moulu

Poivre

15 ml / 1 cuillère à soupe de vin de riz ou de xérès sec

Coupez le poisson et marquez-le en diagonale de chaque côté. Faire chauffer l'huile et faire frire le poisson jusqu'à ce qu'il soit à moitié cuit. Retirer de l'huile et bien égoutter. Faire chauffer l'huile et faire revenir les oignons nouveaux, le gingembre et le piment pendant 1 minute. Ajouter les autres ingrédients, bien mélanger et porter à ébullition. Ajouter le poisson et laisser mijoter, à découvert, jusqu'à ce que le poisson soit bien cuit et que le liquide se soit presque évaporé.

Poisson du lac de l'Ouest

Pour 4 personnes

1 rouget
30 ml / 2 cuillères à soupe d'huile d'arachide
4 oignons nouveaux (oignons verts), hachés
1 poivron rouge, émincé
4 tranches de racine de gingembre, râpées
45 ml / 3 cuillères à soupe de cassonade
30 ml / 2 cuillères à soupe de vinaigre de vin rouge
30 ml / 2 cuillères à soupe d'eau
30 ml / 2 cuillères à soupe de sauce soja
poivre fraîchement moulu

Nettoyez et parez le poisson et faites 2 ou 3 coupes diagonales de chaque côté. Faire chauffer l'huile et faire sauter la moitié des oignons nouveaux, du piment et du gingembre pendant 30 secondes. Ajouter le poisson et faire frire jusqu'à ce qu'il soit légèrement doré des deux côtés. Ajouter le sucre, le vinaigre de vin, l'eau, la sauce soja et le poivre, porter à ébullition, couvrir et laisser mijoter environ 20 minutes jusqu'à ce que le poisson soit bien cuit et que la sauce ait réduit. Servir garni des oignons nouveaux restants.

Plie frite

Pour 4 personnes

4 filets de plie
sel et poivre fraîchement moulu
30 ml / 2 cuillères à soupe d'huile d'arachide
1 tranche de racine de gingembre, hachée
1 gousse d'ail, écrasée
feuilles de laitue

Assaisonnez généreusement la plie de sel et de poivre. Faire chauffer l'huile et faire revenir le gingembre et l'ail pendant 20 secondes. Ajouter le poisson et faire frire jusqu'à ce qu'il soit bien cuit et doré. Bien égoutter et servir sur un lit de laitue.

Plie vapeur aux champignons chinois

Pour 4 personnes

4 champignons chinois séchés

450 g de filets de carrelet coupés en dés

1 gousse d'ail, écrasée

1 tranche de racine de gingembre, hachée

15 ml / 1 cuillère à soupe de sauce soja

15 ml / 1 cuillère à soupe de vin de riz ou de xérès sec

5 ml / 1 cuillère à café de cassonade

350 g de riz long grain cuit

Faire tremper les champignons dans de l'eau tiède pendant 30 minutes, puis les égoutter. Jeter les tiges et hacher les chapeaux. Mélanger la plie, l'ail, le gingembre, la sauce soja, le vin ou le xérès et le sucre, couvrir et laisser mariner pendant 1 heure. Mettez le riz dans un cuiseur vapeur et placez le poisson dessus. Cuire à la vapeur environ 30 minutes jusqu'à ce que le poisson soit bien cuit.

Plie à l'ail

Pour 4 personnes

350 g de filets de plie

sel

45 ml / 3 cuillères à soupe de semoule de maïs (fécule de maïs)

1 oeuf, battu

60 ml / 4 cuillères à soupe d'huile d'arachide

3 gousses d'ail, hachées

4 oignons nouveaux (oignons verts), hachés

15 ml / 1 cuillère à soupe de vin de riz ou de xérès sec

5 ml / 1 cuillère à café d'huile de sésame

Pelez la plie et coupez-la en lanières. Saupoudrer de sel et laisser reposer 20 minutes. Saupoudrer le poisson de semoule de maïs et le tremper dans l'œuf. Faire chauffer l'huile et faire frire les lanières de poisson pendant environ 4 minutes jusqu'à ce qu'elles soient dorées. Retirer de la poêle et égoutter sur du papier absorbant. Verser tout sauf 5 ml/1 c. à thé d'huile de la poêle et ajouter le reste des ingrédients. Porter à ébullition en remuant, puis laisser mijoter 3 minutes. Verser sur le poisson et servir immédiatement.

Plie à la sauce à l'ananas

Pour 4 personnes

450 g / 1 lb de filets de plie

5 ml / 1 cuillère à café de sel

30 ml / 2 cuillères à soupe de sauce soja

200 g / 7 oz de morceaux d'ananas en conserve

2 oeufs battus

100 g / 4 oz / ¬Ω tasse de semoule de maïs (fécule de maïs)

huile de friture

30 ml / 2 cuillères à soupe d'eau

5 ml / 1 cuillère à café d'huile de sésame

Coupez la plie en lanières et placez-la dans un bol. Saupoudrer de sel, de sauce soja et de 30 ml/2 cuillères à soupe de jus d'ananas et laisser reposer 10 minutes. Battre les œufs avec 45 ml/3 cuillères à soupe de semoule de maïs dans une pâte et tremper le poisson dans la pâte. Faites chauffer l'huile et faites frire le poisson jusqu'à ce qu'il soit doré. Égoutter sur le poivre de cuisson. Mettez le jus d'ananas restant dans une petite casserole. Mélangez 30 ml / 2 cuillères à soupe de semoule de maïs avec de l'eau et remuez dans la casserole. Porter à ébullition et laisser mijoter, en remuant, jusqu'à épaississement. Ajouter la moitié des morceaux d'ananas et réchauffer. Juste avant de servir, incorporer l'huile de sésame. Disposer le poisson cuit sur une portion chauffée

assiette et garnir avec l'ananas réservé. Verser la sauce piquante et servir immédiatement.

Saumon au Tofu

Pour 4 personnes

120 ml / 4 fl oz / ¬Ω tasse d'huile d'arachide

450 g de tofu en dés

2,5 ml / ¬Ω cuillère à café d'huile de sésame

100 g de filet de saumon haché

un trait de sauce chili

250 ml / 8 fl oz / 1 tasse de bouillon de poisson

15 ml / 1 cuillère à soupe de semoule de maïs (fécule de maïs)

45 ml / 3 cuillères à soupe d'eau

2 oignons nouveaux (oignons verts), hachés

Faire chauffer l'huile et faire frire le tofu jusqu'à ce qu'il soit légèrement doré. Retirer du moule. Faire chauffer l'huile et l'huile de sésame et faire revenir la sauce saumon-chili pendant 1 minute. Ajouter le bouillon, porter à ébullition, puis remettre le tofu dans la casserole. Laisser mijoter, à découvert, jusqu'à ce que les ingrédients soient bien cuits et que le liquide ait réduit. Mélanger la semoule de maïs et l'eau en une pâte. Remuer un peu à la fois et cuire, en remuant, jusqu'à ce que le mélange épaississe. Vous n'aurez peut-être pas besoin de toute la pâte de semoule de maïs si vous laissez le liquide réduire. Transférer dans un plat de service chaud et parsemer d'oignons nouveaux.

Poisson mariné frit

Pour 4 personnes

450 g/1 lb de sprat ou d'autres petits poissons, nettoyés
3 tranches de racine de gingembre, hachées
120 ml / 4 fl oz / ¬Ω tasse de sauce soja
15 ml / 1 cuillère à soupe de vin de riz ou de xérès sec
1 clou de girofle d'anis étoilé
huile de friture
15 ml / 1 cuillère à soupe d'huile de sésame

Mettez le poisson dans un bol. Mélangez le gingembre, la sauce soja, le vin ou le xérès et l'anis, versez sur le poisson et laissez reposer 1h en retournant de temps en temps. Égouttez le poisson en jetant la marinade. Faites chauffer l'huile et faites frire le poisson par lots jusqu'à ce qu'il soit croustillant et doré. Les égoutter sur du papier absorbant et servir arrosés d'huile de sésame.

Truite aux carottes

Pour 4 personnes

15 ml / 1 cuillère à soupe d'huile d'arachide
1 gousse d'ail, écrasée
1 tranche de racine de gingembre, hachée
4 truites
2 carottes, coupées en lanières
25 g / 1 oz de pousses de bambou, coupées en lanières
25 g de châtaignes d'eau coupées en lamelles
15 ml / 1 cuillère à soupe de sauce soja
15 ml / 1 cuillère à soupe de vin de riz ou de xérès sec

Faire chauffer l'huile et faire revenir l'ail et le gingembre jusqu'à ce qu'ils soient légèrement dorés. Ajouter le poisson, couvrir et faire frire jusqu'à ce que le poisson soit opaque. Ajouter les carottes, les pousses de bambou, les châtaignes, la sauce soja et le vin ou le xérès, bien mélanger, couvrir et laisser mijoter environ 5 minutes.

Truite frite

Pour 4 personnes

4 truites, nettoyées et écaillées

2 oeufs battus

50 g / 2 oz / ¬Ω tasse de farine ordinaire (tout usage)

huile de friture

1 citron, coupé en quartiers

Trancher le poisson en diagonale plusieurs fois de chaque côté. Tremper dans les œufs battus puis ajouter la farine pour bien enrober. Éliminer tout excès. Faire chauffer l'huile et faire frire le poisson pendant environ 10-15 minutes jusqu'à ce qu'il soit bien cuit. Égoutter sur du papier absorbant et servir avec du citron.

Truite citronnée

Pour 4 personnes

450 ml / ¬œ pt / 2 tasses de bouillon de poulet
5 cm / 2 en morceaux carrés de zeste de citron
150 ml / ¬° pt / généreuse ¬Ω tasse de jus de citron
90 ml / 6 cuillères à soupe de cassonade
2 tranches de racine de gingembre, coupées en lanières
30 ml / 2 cuillères à soupe de semoule de maïs (fécule de maïs)
4 truites
375 g / 12 oz / 3 tasses de farine ordinaire (tout usage)
175 ml / 6 fl oz / ¬œ tasse d'eau
huile de friture
2 blancs d'œufs
8 oignons nouveaux (oignons verts), tranchés finement

Pour faire la sauce, mélanger le bouillon, le zeste et le jus de citron et le sucre pendant 5 minutes. Retirer du feu, filtrer et remettre dans la casserole. Mélanger la semoule de maïs avec un peu d'eau puis remuer dans la casserole. Laisser mijoter 5 minutes en remuant souvent. Retirer du feu et garder la sauce au chaud.

Saupoudrez légèrement le poisson des deux côtés avec un peu de farine. Fouetter le reste de farine avec l'eau et 10 ml / 2 cuillères à café d'huile jusqu'à consistance lisse. Fouetter les blancs d'œufs en neige ferme mais pas secs et les incorporer à la pâte. Faire chauffer l'huile restante. Tremper le poisson dans la pâte pour l'enrober complètement. Cuire le poisson pendant environ 10 minutes, en le retournant une fois, jusqu'à ce qu'il soit bien cuit et doré. Égoutter sur du papier absorbant. Disposer le poisson sur un plat chaud. Incorporer les oignons nouveaux dans la sauce chaude, verser sur le poisson et servir immédiatement.

Thon chinois

Pour 4 personnes

30 ml / 2 cuillères à soupe d'huile d'arachide

1 oignon, haché

200 g de thon en conserve, égoutté et émietté

2 branches de céleri, hachées

100 g de champignons hachés

1 poivron vert, haché

250 ml / 8 fl oz / 1 tasse de bouillon

30 ml / 2 cuillères à soupe de sauce soja

100 g / 4 oz de nouilles fines aux oeufs

sel

15 ml / 1 cuillère à soupe de semoule de maïs (fécule de maïs)

45 ml / 3 cuillères à soupe d'eau

Faire chauffer l'huile et faire revenir l'oignon jusqu'à ce qu'il soit ramolli. Ajouter le thon et remuer jusqu'à ce qu'il soit bien enrobé d'huile. Ajouter le céleri, les champignons et le poivron et faire revenir 2 minutes. Ajouter le bouillon et la sauce soja, porter à ébullition, couvrir et laisser mijoter 15 minutes. Pendant ce temps, faire cuire les tagliatelles dans de l'eau bouillante salée environ 5 minutes jusqu'à ce qu'elles soient tendres, puis bien les égoutter et les disposer sur une portion tiède

plat. Mélanger la semoule de maïs et l'eau, incorporer le mélange à la sauce au thon et laisser mijoter, en remuant, jusqu'à ce que la sauce soit claire et épaissie.

Steaks de poisson marinés

Pour 4 personnes

4 pavés de merlan ou haddock
2 gousses d'ail, écrasées
2 tranches de racine de gingembre, écrasées
3 oignons nouveaux (oignons verts), hachés
15 ml / 1 cuillère à soupe de vin de riz ou de xérès sec
15 ml / 1 cuillère à soupe de vinaigre de vin
sel et poivre fraîchement moulu
45 ml / 3 cuillères à soupe d'huile d'arachide

Mettez le poisson dans un bol. Mélanger l'ail, le gingembre, les oignons nouveaux, le vin ou le sherry, le vinaigre de vin, le sel et le poivre, verser sur le poisson, couvrir et laisser mariner quelques heures. Retirer le poisson de la marinade. Faites chauffer l'huile et faites frire le poisson jusqu'à ce qu'il soit doré des deux côtés, puis retirez-le de la poêle. Ajouter la marinade dans la casserole, porter à ébullition puis remettre le poisson dans la casserole et laisser mijoter jusqu'à ce qu'il soit bien cuit.

Gambas aux Amandes

Pour 4 personnes

100 g d'amandes

225 g de grosses crevettes avec leur peau

2 tranches de racine de gingembre, hachées

15 ml / 1 cuillère à soupe de semoule de maïs (fécule de maïs)

2,5 ml / ¬Ω cuillère à café de sel

30 ml / 2 cuillères à soupe d'huile d'arachide

2 gousses d'ail

2 branches de céleri, hachées

5 ml / 1 cuillère à café de sauce soja

5 ml / 1 cuillère à café de vin de riz ou de xérès sec

30 ml / 2 cuillères à soupe d'eau

Faire griller les amandes dans une poêle à sec jusqu'à ce qu'elles soient légèrement dorées, puis réserver. Décortiquez les crevettes en les laissant sur les queues et coupez-les en deux le long des queues. Mélanger avec le gingembre, la fécule de maïs et le sel. Faire chauffer l'huile et faire revenir l'ail jusqu'à ce qu'il soit légèrement doré, puis jeter l'ail. Ajouter le céleri, la sauce soja, le vin ou le xérès et l'eau dans la casserole et porter à ébullition.

Ajouter les crevettes et faire sauter jusqu'à ce qu'elles soient bien chaudes. Servir saupoudré d'amandes grillées.

Gambas à l'anis

Pour 4 personnes

45 ml / 3 cuillères à soupe d'huile d'arachide
15 ml / 1 cuillère à soupe de sauce soja
5 ml / 1 cuillère à café de sucre
120 ml / 4 fl oz / ½ tasse de fumet de poisson
une pincée d'anis moulu
450 g / 1 lb de crevettes décortiquées

Faire chauffer l'huile, ajouter la sauce soja, le sucre, le bouillon et l'anis et porter à ébullition. Ajouter les crevettes et laisser mijoter quelques minutes jusqu'à ce qu'elles soient bien chaudes et parfumées.

Gambas aux asperges

Pour 4 personnes

450 g d'asperges coupées en morceaux
45 ml / 3 cuillères à soupe d'huile d'arachide
2 tranches de racine de gingembre, hachées
15 ml / 1 cuillère à soupe de sauce soja
15 ml / 1 cuillère à soupe de vin de riz ou de xérès sec
5 ml / 1 cuillère à café de sucre
2,5 ml / ½ cuillère à café de sel
225 g de crevettes décortiquées

Blanchir les asperges à l'eau bouillante pendant 2 minutes puis bien les égoutter. Faire chauffer l'huile et faire revenir le gingembre quelques secondes. Ajouter les asperges et remuer jusqu'à ce qu'elles soient bien enrobées d'huile. Ajouter la sauce soja, le vin ou le xérès, le sucre et le sel et réchauffer. Ajouter les crevettes et remuer à feu doux jusqu'à ce que les asperges soient tendres.

Gambas au bacon

Pour 4 personnes

450 g de grosses crevettes non décortiquées
100 g de lard
1 oeuf, légèrement battu
2,5 ml / ½ cuillère à café de sel
15 ml / 1 cuillère à soupe de sauce soja
50 g / 2 oz / ½ tasse de semoule de maïs (fécule de maïs)
huile de friture

Décortiquer les crevettes en laissant les queues intactes. Couper en deux vers la queue. Couper le bacon en carrés. Appuyez sur un morceau de bacon au centre de chaque crevette et poussez les moitiés ensemble. Battre l'oeuf avec le sel et la sauce soja. Tremper les crevettes dans l'oeuf puis saupoudrer de semoule de maïs. Faire chauffer l'huile et faire frire les crevettes jusqu'à ce qu'elles soient croustillantes et dorées.

Boulettes de crevettes

Pour 4 personnes

3 champignons chinois séchés
450 g de crevettes finement hachées
6 châtaignes d'eau finement hachées
1 oignon de printemps (oignon vert), haché finement
1 tranche de racine de gingembre, hachée finement
sel et poivre fraîchement moulu
2 oeufs battus
15 ml / 1 cuillère à soupe de semoule de maïs (fécule de maïs)
50 g / 2 oz / ¬Ω tasse de farine ordinaire (tout usage)
huile d'arachide (cacahuète) pour la friture

Faire tremper les champignons dans de l'eau tiède pendant 30 minutes, puis les égoutter. Jeter les tiges et hacher finement les chapeaux. Ajouter les crevettes, les châtaignes d'eau, la ciboule et le gingembre et assaisonner de sel et de poivre. Mélangez 1 œuf et 5 ml/1 cuillère à café de semoule de maïs roulée en boules de la taille d'une cuillère à café bombée.

Fouetter ensemble l'œuf restant, la semoule de maïs et la farine et ajouter suffisamment d'eau pour obtenir une pâte épaisse et lisse. Rouler les boules dans le

Battre. Faites chauffer l'huile et faites-la revenir quelques minutes jusqu'à ce qu'elle soit dorée.

Crevettes grillées

Pour 4 personnes

450 g de grosses crevettes décortiquées
100 g de lard
225 g de foies de volaille coupés en tranches
1 gousse d'ail, écrasée
2 tranches de racine de gingembre, hachées
30 ml / 2 cuillères à soupe de sucre
120 ml / 4 fl oz / ¬Ω tasse de sauce soja
sel et poivre fraîchement moulu

Couper les crevettes dans le sens de la longueur le long du dos sans les couper et les aplatir légèrement. Couper le bacon en morceaux et le mettre dans un bol avec les crevettes et les foies de volaille. Mélanger le reste des ingrédients, verser sur les crevettes et laisser reposer 30 minutes. Enfilez les crevettes, le lard et les foies de volaille sur les brochettes et faites-les griller ou cuire au barbecue environ 5 minutes en les retournant souvent jusqu'à ce qu'ils soient bien cuits en les arrosant de temps en temps avec la marinade.

Gambas aux pousses de bambou

Pour 4 personnes

60 ml / 4 cuillères à soupe d'huile d'arachide

1 gousse d'ail, hachée

1 tranche de racine de gingembre, hachée

450 g / 1 lb de crevettes décortiquées

30 ml / 2 cuillères à soupe de vin de riz ou de xérès sec

225g / 8oz de pousses de bambou

30 ml / 2 cuillères à soupe de sauce soja

15 ml / 1 cuillère à soupe de semoule de maïs (fécule de maïs)

45 ml / 3 cuillères à soupe d'eau

Faire chauffer l'huile et faire revenir l'ail et le gingembre jusqu'à ce qu'ils soient légèrement dorés. Ajouter les crevettes et faire revenir 1 minute. Ajouter le vin ou le xérès et bien mélanger. Ajouter les pousses de bambou et faire revenir 5 minutes. Ajouter les autres ingrédients et faire revenir 2 minutes.

Crevettes aux germes de soja

Pour 4 personnes

4 champignons chinois séchés

30 ml / 2 cuillères à soupe d'huile d'arachide

1 gousse d'ail, écrasée

225 g de crevettes décortiquées

15 ml / 1 cuillère à soupe de vin de riz ou de xérès sec

450 g / 1 lb de germes de soja

120 ml / 4 fl oz / ¬Ω tasse de bouillon de poulet

15 ml / 1 cuillère à soupe de sauce soja

15 ml / 1 cuillère à soupe de semoule de maïs (fécule de maïs)

sel et poivre fraîchement moulu

2 oignons nouveaux (oignons verts), émincés

Faire tremper les champignons dans de l'eau tiède pendant 30 minutes, puis les égoutter. Jeter les tiges et trancher les chapeaux. Faire chauffer l'huile et faire revenir l'ail jusqu'à ce qu'il soit légèrement doré. Ajouter les crevettes et faire revenir 1 minute. Ajouter le vin ou le xérès et faire sauter pendant 1 minute. Incorporer les champignons et les germes de soja. Mélanger le bouillon, la sauce soja et la fécule de maïs et remuer dans la casserole. Porter à ébullition puis laisser mijoter, en remuant, jusqu'à ce que la sauce se clarifie et épaississe. Assaisonnez avec du sel et du poivre. Servir parsemé d'oignons nouveaux.

Crevettes à la sauce aux haricots noirs

Pour 4 personnes

30 ml / 2 cuillères à soupe d'huile d'arachide
5 ml / 1 cuillère à café de sel
1 gousse d'ail, écrasée
45 ml / 3 cuillères à soupe de sauce aux haricots noirs
1 poivron vert, haché
1 oignon, haché
120 ml / 4 fl oz / ¬Ω tasse de fumet de poisson
5 ml / 1 cuillère à café de sucre
15 ml / 1 cuillère à soupe de sauce soja
225 g de crevettes décortiquées
15 ml / 1 cuillère à soupe de semoule de maïs (fécule de maïs)
45 ml / 3 cuillères à soupe d'eau

Faire chauffer l'huile et faire sauter le sel, l'ail et la sauce aux haricots noirs pendant 2 minutes. Ajouter le poivron et l'oignon et faire revenir 2 minutes. Ajouter le bouillon, le sucre et la sauce soja et porter à ébullition. Ajouter les crevettes et laisser mijoter

2 minutes. Mélanger la semoule de maïs et l'eau en une pâte, l'ajouter à la casserole et laisser mijoter, en remuant, jusqu'à ce que la sauce se clarifie et épaississe.

Crevettes au Céleri

Pour 4 personnes

45 ml / 3 cuillères à soupe d'huile d'arachide

3 tranches de racine de gingembre, hachées

450 g / 1 lb de crevettes décortiquées

5 ml / 1 cuillère à café de sel

15 ml / 1 cuillère à soupe de xérès

4 branches de céleri, hachées

100 g d'amandes moulues

Faire chauffer la moitié de l'huile et faire revenir le gingembre jusqu'à ce qu'il soit légèrement doré. Ajouter les crevettes, le sel et le xérès et faire sauter jusqu'à ce qu'ils soient bien enrobés d'huile, puis retirer de la poêle. Chauffer le reste de l'huile et faire revenir le céleri et les amandes pendant quelques minutes jusqu'à ce que le céleri soit juste tendre mais encore croquant. Remettre les crevettes dans la poêle, bien mélanger et réchauffer avant de servir.

Crevettes sautées au poulet

Pour 4 personnes

30 ml / 2 cuillères à soupe d'huile d'arachide

2 gousses d'ail, écrasées

225 g de poulet cuit, tranché finement

100 g / 4 oz de pousses de bambou, tranchées

100 g de champignons, tranchés

75 ml / 5 cuillères à soupe de bouillon de poisson

225 g de crevettes décortiquées

225 g de pois gourmands (mandas)

15 ml / 1 cuillère à soupe de semoule de maïs (fécule de maïs)

45 ml / 3 cuillères à soupe d'eau

Faire chauffer l'huile et faire revenir l'ail jusqu'à ce qu'il soit légèrement doré. Ajouter le poulet, les pousses de bambou et les champignons et faire sauter jusqu'à ce qu'ils soient bien enrobés d'huile. Ajouter le bouillon et porter à ébullition. Ajouter les crevettes et les pois gourmands, couvrir et laisser mijoter 5 minutes. Mélanger la semoule de maïs et l'eau dans une pâte, incorporer dans la casserole et laisser mijoter, en remuant, jusqu'à ce que la sauce se clarifie et épaississe. Sers immédiatement.

Crevettes au piment

Pour 4 personnes

450 g / 1 lb de crevettes décortiquées

1 blanc d'oeuf

10 ml / 2 cuillères à café de semoule de maïs (fécule de maïs)

5 ml / 1 cuillère à café de sel

60 ml / 4 cuillères à soupe d'huile d'arachide

25 g de poivron rouge séché, équeuté

1 gousse d'ail, écrasée

5 ml / 1 cuillère à café de poivre fraîchement moulu

15 ml / 1 cuillère à soupe de sauce soja

5 ml / 1 cuillère à café de vin de riz ou de xérès sec

2,5 ml / ¬Ω cuillère à café de sucre

2,5 ml / ¬Ω cuillère à café de vinaigre de vin

2,5 ml / ¬Ω cuillère à café d'huile de sésame

Placer les crevettes dans un bol avec le blanc d'œuf, la semoule de maïs et le sel et laisser mariner 30 minutes. Faire chauffer l'huile et faire revenir les piments, l'ail et le poivre pendant 1 minute. Ajouter les crevettes et les autres ingrédients et faire sauter pendant quelques minutes jusqu'à ce que les crevettes soient bien chaudes et que les ingrédients soient bien mélangés.

Crevettes Chop Suey

Pour 4 personnes
60 ml / 4 cuillères à soupe d'huile d'arachide
2 oignons nouveaux (oignons verts), hachés
2 gousses d'ail, écrasées
1 tranche de racine de gingembre, hachée
225 g de crevettes décortiquées
100 g / 4 oz de petits pois surgelés
100 g de champignons de Paris coupés en deux
30 ml / 2 cuillères à soupe de sauce soja
15 ml / 1 cuillère à soupe de vin de riz ou de xérès sec
5 ml / 1 cuillère à café de sucre
5 ml / 1 cuillère à café de sel
15 ml / 1 cuillère à soupe de semoule de maïs (fécule de maïs)

Faites chauffer 45 ml / 3 cuillères à soupe d'huile et faites revenir les oignons nouveaux, l'ail et le gingembre jusqu'à ce qu'ils soient légèrement dorés. Ajouter les crevettes et faire revenir 1 minute. Retirer du moule. Faites chauffer le reste de l'huile et faites revenir les petits pois et les champignons pendant 3 minutes. Ajouter les crevettes, la sauce soja, le vin ou le xérès, le sucre et le sel et faire sauter pendant 2 minutes. Mélanger la semoule de maïs avec un peu d'eau, incorporer dans la casserole et laisser mijoter, en remuant, jusqu'à ce que la sauce se clarifie et épaississe.

Chow mein aux crevettes

Pour 4 personnes

450 g / 1 lb de crevettes décortiquées
15 ml / 1 cuillère à soupe de semoule de maïs (fécule de maïs)
15 ml / 1 cuillère à soupe de sauce soja
15 ml / 1 cuillère à soupe de vin de riz ou de xérès sec
4 champignons chinois séchés
30 ml / 2 cuillères à soupe d'huile d'arachide
5 ml / 1 cuillère à café de sel
1 tranche de racine de gingembre, hachée
100 g de chou chinois tranché
100 g / 4 oz de pousses de bambou, tranchées
Nouilles Frites Moelleuses

Mélanger les crevettes avec la semoule de maïs, la sauce soja et le vin ou le xérès et laisser reposer en remuant de temps en temps. Faire tremper les champignons dans de l'eau tiède pendant 30 minutes, puis les égoutter. Retirer les tiges et trancher les chapeaux. Faire chauffer l'huile et faire revenir le sel et le gingembre pendant 1 minute. Ajouter le chou et les pousses de bambou et remuer jusqu'à ce qu'ils soient enrobés d'huile. Couvrir et laisser mijoter 2 minutes. Mélanger les crevettes et la marinade et faire sauter pendant 3 minutes. Incorporer les tagliatelles égouttées et réchauffer avant de servir.

Gambas aux courgettes et litchis

Pour 4 personnes

12 crevettes

sel et poivre

10 ml / 2 cuillères à café de sauce soja

10 ml / 2 cuillères à café de semoule de maïs (fécule de maïs)

15 ml / 1 cuillère à soupe d'huile d'arachide

4 gousses d'ail, écrasées

2 piments rouges, émincés

225 g de courgettes (zucchini), coupées en dés

2 oignons nouveaux (oignons verts), hachés

12 litchis, dénoyautés

120 ml / 4 fl oz / ¬Ω tasse de crème de noix de coco

10 ml / 2 cuillères à café de poudre de curry doux

5 ml / 1 cuillère à café de sauce de poisson

Décortiquez les crevettes en les laissant sur la queue. Saupoudrer de sel, de poivre et de sauce soja, puis enrober de semoule de maïs. Faire chauffer l'huile et faire revenir l'ail, le piment et les crevettes pendant 1 minute. Ajouter les courgettes, les oignons nouveaux et les litchis et faire revenir 1 minute. Retirer du moule. Verser la crème de coco dans la casserole, porter à ébullition et laisser mijoter 2 minutes jusqu'à épaississement. Ajouter du curry

poudre et sauce de poisson et assaisonner avec du sel et du poivre. Remettre les crevettes et les légumes dans la sauce pour réchauffer avant de servir.

Crevettes au Crabe

Pour 4 personnes

45 ml / 3 cuillères à soupe d'huile d'arachide

3 oignons nouveaux (oignons verts), hachés

1 racine de gingembre tranchée, hachée

225 g de chair de crabe

15 ml / 1 cuillère à soupe de vin de riz ou de xérès sec

30 ml / 2 cuillères à soupe de bouillon de poulet ou de poisson

15 ml / 1 cuillère à soupe de sauce soja

5 ml / 1 cuillère à café de cassonade

5 ml / 1 cuillère à café de vinaigre de vin

poivre fraîchement moulu

10 ml / 2 cuillères à café de semoule de maïs (fécule de maïs)

225 g de crevettes décortiquées

Faites chauffer 30 ml / 2 cuillères à soupe d'huile et faites revenir les oignons nouveaux et le gingembre jusqu'à ce qu'ils soient légèrement dorés. Ajouter la chair de crabe et faire revenir 2 minutes. Ajouter le vin ou le xérès, le bouillon, la sauce soja, le sucre et le vinaigre et assaisonner au goût avec du poivre. Faire sauter pendant 3 minutes. Mélanger la fécule de maïs avec un peu d'eau et l'ajouter à la sauce. Laisser mijoter, en remuant, jusqu'à ce que la sauce épaississe. Pendant ce temps, faites chauffer le reste d'huile dans une poêle à part et faites revenir les crevettes quelques

minutes jusqu'à ce qu'ils soient bien chauds. Disposer le mélange de crabe sur un plat chaud et garnir avec les crevettes.

Crevettes au concombre

Pour 4 personnes

225 g de crevettes décortiquées

sel et poivre fraîchement moulu

15 ml / 1 cuillère à soupe de semoule de maïs (fécule de maïs)

1 concombre

45 ml / 3 cuillères à soupe d'huile d'arachide

2 gousses d'ail, écrasées

1 oignon, haché finement

15 ml / 1 cuillère à soupe de vin de riz ou de xérès sec

2 tranches de racine de gingembre, hachées

Assaisonner les crevettes de sel et de poivre et mélanger avec la fécule de maïs. Pelez et épépinez le concombre et coupez-le en tranches épaisses. Faire chauffer la moitié de l'huile et faire revenir l'ail et l'oignon jusqu'à ce qu'ils soient légèrement dorés. Ajouter les crevettes et le xérès et faire sauter pendant 2 minutes, puis retirer les ingrédients de la poêle. Faire chauffer le reste d'huile et faire revenir le gingembre pendant 1 minute. Ajouter le concombre et faire revenir 2 minutes. Remettre le mélange de crevettes dans la poêle et faire sauter jusqu'à ce qu'il soit bien mélangé et bien chaud.

Curry de crevettes

Pour 4 personnes

45 ml / 3 cuillères à soupe d'huile d'arachide
4 oignons nouveaux (oignons verts), tranchés
30 ml / 2 cuillères à soupe de curry en poudre
2,5 ml / ¬Ω cuillère à café de sel
120 ml / 4 fl oz / ¬Ω tasse de bouillon de poulet
450 g / 1 lb de crevettes décortiquées

Faire chauffer l'huile et faire revenir les oignons nouveaux pendant 30 secondes. Ajouter le curry en poudre et le sel et faire sauter pendant 1 minute. Ajouter le bouillon, porter à ébullition et laisser mijoter, en remuant, pendant 2 minutes. Ajouter les crevettes et faire chauffer doucement.

Curry de crevettes et champignons

Pour 4 personnes

5 ml / 1 cuillère à café de sauce soja
5 ml / 1 cuillère à café de vin de riz ou de xérès sec
225 g de crevettes décortiquées
30 ml / 2 cuillères à soupe d'huile d'arachide
2 gousses d'ail, écrasées
1 tranche de racine de gingembre, hachée finement
1 oignon, coupé en quartiers
100 g de champignons de Paris
100 g de petits pois frais ou surgelés
15 ml / 1 cuillère à soupe de curry en poudre
15 ml / 1 cuillère à soupe de semoule de maïs (fécule de maïs)
150 ml / ¬° pt / généreuse ¬Ω tasse de bouillon de poulet

Incorporer la sauce soya, le vin ou le xérès et les crevettes. Faire chauffer l'huile avec l'ail et le gingembre et faire revenir jusqu'à ce qu'ils soient légèrement dorés. Ajouter l'oignon, les champignons et les petits pois et faire revenir 2 minutes. Ajouter le curry en poudre et la semoule de maïs et faire sauter pendant 2 minutes. Ajouter progressivement le bouillon, porter à ébullition, couvrir et laisser mijoter 5 minutes en remuant de temps en temps. Ajouter les crevettes et la marinade, couvrir et laisser mijoter 2 minutes.

Crevettes frites

Pour 4 personnes

450 g / 1 lb de crevettes décortiquées
30 ml / 2 cuillères à soupe de vin de riz ou de xérès sec
5 ml / 1 cuillère à café de sel
huile de friture
sauce soja

Arroser les crevettes de vin ou de xérès et saupoudrer de sel. Laissez reposer 15 minutes, puis égouttez et séchez. Faites chauffer l'huile et faites revenir les crevettes quelques secondes jusqu'à ce qu'elles soient croustillantes. Servir arrosé de sauce soja.

Crevettes panées frites

Pour 4 personnes

50 g / 2 oz / ½ tasse de farine ordinaire (tout usage)
2,5 ml / ½ cuillère à café de sel
1 oeuf, légèrement battu
30 ml / 2 cuillères à soupe d'eau
450 g / 1 lb de crevettes décortiquées
huile de friture

Fouettez la farine, le sel, l'œuf et l'eau jusqu'à obtention d'une pâte, en ajoutant un peu d'eau si nécessaire. Incorporer les crevettes jusqu'à ce qu'elles soient bien enrobées. Faire chauffer l'huile et faire frire les crevettes pendant quelques minutes jusqu'à ce qu'elles soient croustillantes et dorées.

Dumplings aux crevettes à la sauce tomate

Pour 4 personnes

900g / 2lbs de crevettes décortiquées

450 g / 1 lb de morue hachée (moulue)

4 œufs battus

50 g / 2 oz / ¬Ω tasse de semoule de maïs (fécule de maïs)

2 gousses d'ail, écrasées

30 ml / 2 cuillères à soupe de sauce soja

15 ml / 1 cuillère à soupe de sucre

15 ml / 1 cuillère à soupe d'huile d'arachide

Pour la sauce:

30 ml / 2 cuillères à soupe d'huile d'arachide

100 g d'oignons hachés (échalote).

100 g de champignons hachés

100 g de jambon haché

2 branches de céleri, hachées

200 g de tomates pelées et hachées

300 ml / ¬Ω pt / 1¬° tasses d'eau

sel et poivre fraîchement moulu

15 ml / 1 cuillère à soupe de semoule de maïs (fécule de maïs)

Hachez finement les crevettes et mélangez-les avec la morue. Incorporer les œufs, la semoule de maïs, l'ail, la sauce soya, le sucre et l'huile. Porter une grande casserole d'eau à ébullition et verser des cuillères à soupe du mélange dans la casserole. Ramener à ébullition et laisser mijoter quelques minutes jusqu'à ce que les gnocchis remontent à la surface. Bien égoutter. Pour faire la sauce, chauffer l'huile et faire revenir les oignons de printemps jusqu'à ce qu'ils soient tendres mais pas dorés. Ajouter les champignons et faire revenir pendant 1 minute, puis ajouter le jambon, le céleri et les tomates et faire revenir pendant 1 minute. Ajouter l'eau, porter à ébullition et assaisonner de sel et de poivre. Couvrir et laisser mijoter 10 minutes en remuant de temps en temps. Mélanger la fécule de maïs avec un peu d'eau et l'ajouter à la sauce. Laisser mijoter quelques minutes en remuant jusqu'à ce que la sauce se clarifie et épaississe. Servir avec des boulettes.

Coquetiers et crevettes

Pour 4 personnes

15 ml / 1 cuillère à soupe d'huile de sésame
8 crevettes décortiquées
1 poivron rouge, émincé
2 oignons nouveaux (oignons verts), hachés
30 ml/2 cuillères à soupe d'ormeaux hachés (facultatif)
8 oeufs
15 ml / 1 cuillère à soupe de sauce soja
sel et poivre fraîchement moulu
quelques brins de persil plat

Utilisez l'huile de sésame pour graisser 8 plats allant au four. Placer une crevette dans chaque assiette avec du piment, des oignons nouveaux et de l'ormeau, le cas échéant. Casser un œuf dans chaque bol et assaisonner avec la sauce soja, le sel et le poivre. Placez les ramequins sur une plaque à pâtisserie et faites cuire dans un four préchauffé à 200°C / 400°F / thermostat 6 pendant environ 15 minutes jusqu'à ce que les œufs soient pris et légèrement croustillants à l'extérieur. Disposez-les délicatement sur un plat chaud et décorez de persil.

Rouleaux aux œufs de crevettes

Pour 4 personnes

225 g de germes de soja

30 ml / 2 cuillères à soupe d'huile d'arachide

4 branches de céleri, hachées

100 g de champignons hachés

225 g de crevettes décortiquées, hachées

15 ml / 1 cuillère à soupe de vin de riz ou de xérès sec

2,5 ml / ½ cuillère à café de semoule de maïs (fécule de maïs)

2,5 ml / ½ cuillère à café de sel

2,5 ml / ½ cuillère à café de sucre

12 roulés aux œufs

1 oeuf, battu

huile de friture

Blanchir les germes de soja dans de l'eau bouillante pendant 2 minutes, puis égoutter. Faites chauffer l'huile et faites revenir le céleri pendant 1 minute. Ajouter les champignons et faire revenir 1 minute. Ajouter les crevettes, le vin ou le xérès, la semoule de maïs, le sel et le sucre et faire sauter pendant 2 minutes. Laisser refroidir.

Placer une partie de la garniture au centre de chaque peau et badigeonner les bords avec l'œuf battu. Pliez les bords puis éloignez le rouleau d'œufs de vous, en scellant les bords avec l'œuf. Faites chauffer l'huile et faites-la frire jusqu'à ce qu'elle soit dorée.

Crevettes d'Extrême-Orient

Pour 4 personnes

16 à 20 crevettes décortiquées

jus de 1 citron

120 ml / 4 fl oz / ½ tasse de vin blanc sec

30 ml / 2 cuillères à soupe de sauce soja

30 ml / 2 cuillères à soupe de miel

15 ml / 1 cuillère à soupe de zeste de citron râpé

sel et poivre

45 ml / 3 cuillères à soupe d'huile d'arachide

1 gousse d'ail, hachée

6 oignons nouveaux (oignons verts), coupés en lanières

2 carottes, coupées en lanières

5 ml / 1 cuillère à café de cinq épices en poudre

5 ml / 1 cuillère à café de semoule de maïs (fécule de maïs)

Mélanger les crevettes avec le jus de citron, le vin, la sauce soja, le miel et le zeste de citron et assaisonner avec du sel et du poivre. Couvrir et laisser mariner 1 heure. Faire chauffer l'huile et faire revenir l'ail jusqu'à ce qu'il soit légèrement doré. Ajouter les légumes et faire sauter jusqu'à ce qu'ils soient tendres mais encore croquants. Égouttez les crevettes, ajoutez-les dans la poêle et faites revenir 2 minutes. Effort

marinade et mélangez-la avec la poudre de cinq épices et la semoule de maïs. Ajouter au wok, bien mélanger et porter à ébullition.

Crevettes Foo Yung

Pour 4 personnes

6 oeufs, battus

45 ml / 3 cuillères à soupe de semoule de maïs (fécule de maïs)

225 g de crevettes décortiquées

100 g de champignons, tranchés

5 ml / 1 cuillère à café de sel

2 oignons nouveaux (oignons verts), hachés

45 ml / 3 cuillères à soupe d'huile d'arachide

Battre les œufs puis ajouter la semoule de maïs. Ajouter tous les ingrédients restants sauf l'huile. Faites chauffer l'huile et versez progressivement le mélange dans la poêle pour obtenir des crêpes d'environ 7,5 cm de diamètre. Frire jusqu'à ce que le dessous soit doré, puis retourner et dorer l'autre côté.

Chips De Crevettes

Pour 4 personnes

12 grosses crevettes crues

1 oeuf, battu

30 ml / 2 cuillères à soupe de semoule de maïs (fécule de maïs)

pincée de sel

pincée de poivre

3 tranches de pain

1 jaune d'oeuf dur (cuit), haché

25 g de jambon cuit, haché

1 oignon de printemps (oignon vert), émincé

huile de friture

Retirer les carapaces et les veines dorsales des crevettes, en laissant les queues intactes. Couper le dos des crevettes avec un couteau bien aiguisé et les écraser délicatement. Incorporer l'œuf, la fécule de maïs, le sel et le poivre. Incorporer les crevettes dans le mélange jusqu'à ce qu'elles soient complètement enrobées. Retirez la croûte du pain et coupez-le en quartiers. Placer une crevette, côté coupé vers le bas, sur chaque morceau et presser. Badigeonner une partie du mélange d'œufs sur chaque crevette, puis garnir de jaune d'œuf, de jambon et d'oignon de printemps.

Faites chauffer l'huile et faites frire les morceaux de pain aux crevettes par lots jusqu'à ce qu'ils soient dorés. Égoutter sur du papier absorbant et servir chaud.

Crevettes sautées en sauce

Pour 4 personnes

75 g / 3 oz / tasse pleine de semoule de maïs (fécule de maïs)

¬Ω oeuf, battu

5 ml / 1 cuillère à café de vin de riz ou de xérès sec

sel

450 g / 1 lb de crevettes décortiquées

45 ml / 3 cuillères à soupe d'huile d'arachide

5 ml / 1 cuillère à café d'huile de sésame

1 gousse d'ail, écrasée

1 tranche de racine de gingembre, hachée

3 oignons nouveaux (oignons verts), tranchés

15 ml / 1 cuillère à soupe de bouillon de poisson

5 ml / 1 cuillère à café de vinaigre de vin

5 ml / 1 cuillère à café de sucre

Mélanger la semoule de maïs, l'œuf, le vin ou le xérès et une pincée de sel pour former une pâte. Tremper les crevettes dans la pâte afin qu'elles soient légèrement enrobées. Faire chauffer l'huile et faire frire les crevettes jusqu'à ce qu'elles soient croustillantes à l'extérieur. Retirez-les de la poêle et égouttez l'huile. Faire chauffer l'huile de sésame dans la poêle, ajouter les crevettes, l'ail et le gingembre

oignons de printemps et faire sauter pendant 3 minutes. Ajouter le bouillon, le vinaigre de vin et le sucre, bien mélanger et chauffer avant de servir.

Crevettes pochées au jambon et tofu

Pour 4 personnes

30 ml / 2 cuillères à soupe d'huile d'arachide
225 g de tofu en dés
600 ml / 1 pt / 2 Ω tasses de bouillon de poulet
100 g de dés de jambon fumé
225 g de crevettes décortiquées

Faire chauffer l'huile et faire frire le tofu jusqu'à ce qu'il soit légèrement doré. Retirer de la poêle et égoutter. Faire chauffer le bouillon, ajouter le tofu et le jambon et laisser mijoter environ 10 minutes jusqu'à ce que le tofu soit bien cuit. Ajouter les crevettes et laisser mijoter encore 5 minutes jusqu'à ce qu'elles soient bien chaudes. Servir dans des bols profonds.

Crevettes à la sauce litchi

Pour 4 personnes

50 g / 2 oz / ½ tasse nature (tout usage)
Farine
2,5 ml / ½ cuillère à café de sel
1 oeuf, légèrement battu
30 ml / 2 cuillères à soupe d'eau
450 g / 1 lb de crevettes décortiquées
huile de friture
30 ml / 2 cuillères à soupe d'huile d'arachide
2 tranches de racine de gingembre, hachées
30 ml / 2 cuillères à soupe de vinaigre de vin
5 ml / 1 cuillère à café de sucre
2,5 ml / ½ cuillère à café de sel
15 ml / 1 cuillère à soupe de sauce soja
200 g de litchis en conserve, égouttés

Fouetter ensemble la farine, le sel, l'œuf et l'eau pour former une pâte, en ajoutant un peu d'eau si nécessaire. Incorporer les crevettes jusqu'à ce qu'elles soient bien enrobées. Faire chauffer l'huile et faire frire les crevettes pendant quelques minutes jusqu'à ce qu'elles soient croustillantes et dorées. Les égoutter sur du papier absorbant et les disposer sur un plat de service chaud. Pendant ce temps, chauffer l'huile et faire revenir le gingembre pendant 1 minute. Ajouter le vinaigre de vin, le sucre, le sel et la sauce soja. Ajouter les litchis et remuer jusqu'à ce qu'ils soient chauds et enrobés de sauce. Verser sur les crevettes et servir aussitôt.

Crevettes frites à la mandarine

Pour 4 personnes

60 ml / 4 cuillères à soupe d'huile d'arachide
1 gousse d'ail, écrasée
1 tranche de racine de gingembre, hachée
450 g / 1 lb de crevettes décortiquées
30 ml / 2 cuillères à soupe de vin de riz ou xérès sec 30 ml / 2 cuillères à soupe de sauce soja
15 ml / 1 cuillère à soupe de semoule de maïs (fécule de maïs)
45 ml / 3 cuillères à soupe d'eau

Faire chauffer l'huile et faire revenir l'ail et le gingembre jusqu'à ce qu'ils soient légèrement dorés. Ajouter les crevettes et faire revenir 1 minute. Ajouter le vin ou le xérès et bien mélanger. Ajouter la sauce soja, la semoule de maïs et l'eau et faire sauter pendant 2 minutes.

Crevettes à la mange-tout

Pour 4 personnes

5 champignons chinois séchés

225 g de germes de soja

60 ml / 4 cuillères à soupe d'huile d'arachide

5 ml / 1 cuillère à café de sel

2 branches de céleri, hachées

4 oignons nouveaux (oignons verts), hachés

2 gousses d'ail, écrasées

2 tranches de racine de gingembre, hachées

60 ml / 4 cuillères à soupe d'eau

15 ml / 1 cuillère à soupe de sauce soja

15 ml / 1 cuillère à soupe de vin de riz ou de xérès sec

225 g de pois gourmands (mandas)

225 g de crevettes décortiquées

15 ml / 1 cuillère à soupe de semoule de maïs (fécule de maïs)

Faire tremper les champignons dans de l'eau tiède pendant 30 minutes, puis les égoutter. Retirer les tiges et trancher les chapeaux. Blanchir les germes de soja dans de l'eau bouillante pendant 5 minutes puis bien les égoutter. Faire chauffer la moitié de l'huile et faire sauter le sel, le céleri, les oignons nouveaux et les germes de soja pendant 1 minute, puis retirer de la poêle.

Faire chauffer le reste de l'huile et faire revenir l'ail et le gingembre jusqu'à ce qu'ils soient légèrement dorés. Ajouter la moitié de l'eau, la sauce soya, le vin ou le xérès, les pois mange-tout et les crevettes, porter à ébullition et laisser mijoter 3 minutes. Mélanger la semoule de maïs et l'eau restante en une pâte, incorporer dans la casserole et laisser mijoter, en remuant, jusqu'à ce que la sauce épaississe. Remettez les légumes dans la casserole, laisser mijoter jusqu'à ce que le tout soit bien chaud. Sers immédiatement.

Gambas aux champignons chinois

Pour 4 personnes

8 champignons chinois séchés
45 ml / 3 cuillères à soupe d'huile d'arachide
3 tranches de racine de gingembre, hachées
450 g / 1 lb de crevettes décortiquées
15 ml / 1 cuillère à soupe de sauce soja
5 ml / 1 cuillère à café de sel
60 ml / 4 cuillères à soupe de bouillon de poisson

Faire tremper les champignons dans de l'eau tiède pendant 30 minutes, puis les égoutter. Retirer les tiges et trancher les chapeaux. Faire chauffer la moitié de l'huile et faire revenir le gingembre jusqu'à ce qu'il soit légèrement doré. Ajouter les crevettes, la sauce soja et le sel et faire sauter jusqu'à ce qu'ils soient enrobés d'huile, puis retirer de la poêle. Faire chauffer le reste d'huile et faire sauter les champignons jusqu'à ce qu'ils soient enrobés d'huile. Ajouter le bouillon, porter à ébullition, couvrir et laisser mijoter 3 minutes. Remettre les crevettes dans la poêle et remuer jusqu'à ce qu'elles soient bien chaudes.

Crevettes et petits pois sautés

Pour 4 personnes

450 g / 1 lb de crevettes décortiquées
5 ml / 1 cuillère à café d'huile de sésame
5 ml / 1 cuillère à café de sel
30 ml / 2 cuillères à soupe d'huile d'arachide
1 gousse d'ail, écrasée
1 tranche de racine de gingembre, hachée
225 g de petits pois blanchis ou surgelés, décongelés
4 oignons nouveaux (oignons verts), hachés
30 ml / 2 cuillères à soupe d'eau
sel et poivre

Mélanger les crevettes avec l'huile de sésame et le sel. Faire chauffer l'huile et faire revenir l'ail et le gingembre pendant 1 minute. Ajouter les crevettes et faire sauter 2 minutes. Ajouter les petits pois et faire sauter 1 minute. Ajouter les oignons nouveaux et l'eau et assaisonner avec du sel et du poivre et un peu plus d'huile de sésame, si vous le souhaitez. Réchauffer en remuant bien avant de servir.

Gambas au chutney de mangue

Pour 4 personnes

12 crevettes

sel et poivre

jus de 1 citron

30 ml / 2 cuillères à soupe de semoule de maïs (fécule de maïs)

1 mangue

5 ml / 1 cuillère à café de poudre de moutarde

5 ml / 1 cuillère à café de miel

30 ml / 2 cuillères à soupe de crème de coco

30 ml / 2 cuillères à soupe de poudre de curry doux

120 ml / 4 fl oz / ¬Ω tasse de bouillon de poulet

45 ml / 3 cuillères à soupe d'huile d'arachide

2 gousses d'ail, hachées

2 oignons nouveaux (oignons verts), hachés

1 fenouil, haché

100 g de chutney de mangue

Décortiquer les crevettes en laissant les queues intactes. Saupoudrer de sel, de poivre et de jus de citron, puis enrober de la moitié de la semoule de maïs. Peler la mangue, enlever la pulpe du noyau puis la couper en cubes. Incorporer la moutarde, le miel, la crème de noix de coco, la poudre de curry, la semoule de maïs restante et le bouillon. Faire chauffer la moitié de l'huile et faire revenir l'ail, les oignons nouveaux et le fenouil pendant 2 minutes. Ajouter le bouillon, porter à ébullition et laisser mijoter 1 minute. Ajouter les cubes de mangue et le chutney et chauffer doucement, puis transférer dans un plat chaud. Faites chauffer le reste d'huile et faites revenir les crevettes pendant 2 minutes. Disposez-les sur les légumes et servez immédiatement.

Boulettes de crevettes frites avec sauce à l'oignon

Pour 4 personnes

3 oeufs, légèrement battus

45 ml/3 cuillères à soupe de farine ordinaire (tout usage)

sel et poivre fraîchement moulu

450 g / 1 lb de crevettes décortiquées

huile de friture

15 ml / 1 cuillère à soupe d'huile d'arachide

2 oignons, hachés

15 ml / 1 cuillère à soupe de semoule de maïs (fécule de maïs)

30 ml / 2 cuillères à soupe de sauce soja

175 ml / 6 fl oz / ¬œ tasse d'eau

Mélanger les œufs, la farine, le sel et le poivre. Mettre les crevettes dans la pâte. Faites chauffer l'huile et faites revenir les crevettes jusqu'à ce qu'elles soient dorées. Pendant ce temps, chauffer l'huile et faire revenir les oignons pendant 1 minute. Mélanger le reste des ingrédients en une pâte, incorporer les oignons et cuire, en remuant, jusqu'à ce que la sauce épaississe. Égoutter les crevettes et les disposer sur un plat de service chaud. Nappez de sauce et servez immédiatement.

Crevettes Mandarines Aux Petits Pois

Pour 4 personnes

60 ml / 4 cuillères à soupe d'huile d'arachide

1 gousse d'ail, hachée

1 tranche de racine de gingembre, hachée

450 g / 1 lb de crevettes décortiquées

30 ml / 2 cuillères à soupe de vin de riz ou de xérès sec

225 g de petits pois surgelés, décongelés

30 ml / 2 cuillères à soupe de sauce soja

15 ml / 1 cuillère à soupe de semoule de maïs (fécule de maïs)

45 ml / 3 cuillères à soupe d'eau

Faire chauffer l'huile et faire revenir l'ail et le gingembre jusqu'à ce qu'ils soient légèrement dorés. Ajouter les crevettes et faire revenir 1 minute. Ajouter le vin ou le xérès et bien mélanger. Ajouter les petits pois et faire sauter pendant 5 minutes. Ajouter les autres ingrédients et faire revenir 2 minutes.

Crevettes Pékinoises

Pour 4 personnes

30 ml / 2 cuillères à soupe d'huile d'arachide
2 gousses d'ail, écrasées
1 tranche de racine de gingembre, hachée finement
225 g de crevettes décortiquées
4 oignons nouveaux (oignons verts), coupés en tranches épaisses
120 ml / 4 fl oz / ¬Ω tasse de bouillon de poulet
5 ml / 1 cuillère à café de cassonade
5 ml / 1 cuillère à café de sauce soja
5 ml/1 cuillère à café de sauce hoisin
5 ml / 1 cuillère à café de sauce Tabasco

Faire chauffer l'huile avec l'ail et le gingembre et faire revenir jusqu'à ce que l'ail soit légèrement doré. Ajouter les crevettes et faire revenir 1 minute. Ajouter les oignons nouveaux et faire revenir 1 minute. Ajouter les autres ingrédients, porter à ébullition, couvrir et laisser mijoter 4 minutes en remuant de temps en temps. Vérifiez l'assaisonnement et ajoutez un peu de Tabasco si vous préférez.

Crevettes aux poivrons

Pour 4 personnes

30 ml / 2 cuillères à soupe d'huile d'arachide

1 poivron vert, coupé en morceaux

450 g / 1 lb de crevettes décortiquées

10 ml / 2 cuillères à café de semoule de maïs (fécule de maïs)

60 ml / 4 cuillères à soupe d'eau

5 ml / 1 cuillère à café de vin de riz ou de xérès sec

2,5 ml / ½ cuillère à café de sel

45 ml / 2 cuillères à soupe de purée de tomates (pâtes)

Faire chauffer l'huile et faire revenir le poivron pendant 2 minutes. Ajouter les crevettes et la purée de tomates et bien mélanger. Mélangez l'eau de semoule de maïs, le vin ou le sherry et le sel pour obtenir une pâte, remuez dans la casserole et laissez mijoter, en remuant, jusqu'à ce que la sauce se clarifie et épaississe.

Crevettes sautées au porc

Pour 4 personnes

225 g de crevettes décortiquées

100 g de porc maigre, effiloché

60 ml / 4 cuillères à soupe de vin de riz ou de xérès sec

1 blanc d'oeuf

45 ml / 3 cuillères à soupe de semoule de maïs (fécule de maïs)

5 ml / 1 cuillère à café de sel

15 ml / 1 cuillère à soupe d'eau (facultatif)

90 ml / 6 cuillères à soupe d'huile d'arachide

45 ml / 3 cuillères à soupe de bouillon de poisson

5 ml / 1 cuillère à café d'huile de sésame

Placer les crevettes et le porc dans des bols séparés. Mélangez 45 ml / 3 cuillères à soupe de vin ou de xérès, le blanc d'œuf, 30 ml / 2 cuillères à soupe de semoule de maïs et du sel pour former une pâte souple, en ajoutant de l'eau si nécessaire. Répartir le mélange entre le porc et les crevettes et bien mélanger pour les enrober uniformément. Faire chauffer l'huile et faire frire le porc et les crevettes pendant quelques minutes jusqu'à ce qu'ils soient dorés. Retirer de la poêle et verser tout sauf 15 ml / 1 cuillère à soupe d'huile. Ajouter le bouillon dans la casserole avec le reste du vin ou du xérès et la semoule de maïs. Porter à ébullition et laisser mijoter, en remuant, jusqu'à ce que la sauce épaississe. Verser sur les crevettes et le porc et servir arrosé d'huile de sésame.

Crevettes sautées à la sauce sherry

Pour 4 personnes

50 g / 2 oz / ½ tasse de farine ordinaire (tout usage)
2,5 ml / ½ cuillère à café de sel
1 oeuf, légèrement battu
30 ml / 2 cuillères à soupe d'eau
450 g / 1 lb de crevettes décortiquées
huile de friture
15 ml / 1 cuillère à soupe d'huile d'arachide
1 oignon, haché finement
45 ml / 3 cuillères à soupe de vin de riz ou de xérès sec
15 ml / 1 cuillère à soupe de sauce soja
120 ml / 4 fl oz / ½ tasse de fumet de poisson
10 ml / 2 cuillères à café de semoule de maïs (fécule de maïs)
30 ml / 2 cuillères à soupe d'eau

Fouetter ensemble la farine, le sel, l'œuf et l'eau pour former une pâte, en ajoutant un peu d'eau si nécessaire. Incorporer les crevettes jusqu'à ce qu'elles soient bien enrobées. Faire chauffer l'huile et faire frire les crevettes pendant quelques minutes jusqu'à ce qu'elles soient croustillantes et dorées. Les égoutter sur du papier absorbant ct les disposer sur un plat de service chaud. Pendant ce temps, chauffer l'huile et faire revenir l'oignon jusqu'à ce qu'il soit ramolli. Ajouter le vin ou le xérès, la sauce soja et le bouillon, porter à ébullition et laisser mijoter 4 minutes.

Mélanger la semoule de maïs et l'eau dans une pâte, incorporer dans la casserole et laisser mijoter, en remuant, jusqu'à ce que la sauce se clarifie et épaississe. Verser la sauce sur les crevettes et servir.

Crevettes Frites Au Sésame

Pour 4 personnes

450 g / 1 lb de crevettes décortiquées
½ blanc d'œuf
5 ml / 1 cuillère à café de sauce soja
5 ml / 1 cuillère à café d'huile de sésame
50 g / 2 oz / ½ tasse de semoule de maïs (fécule de maïs)
sel et poivre blanc fraîchement moulu
huile de friture
60 ml / 4 cuillères à soupe de graines de sésame
feuilles de laitue

Mélanger les crevettes avec le blanc d'œuf, la sauce soja, l'huile de sésame, la semoule de maïs, le sel et le poivre. Ajouter un peu d'eau si le mélange est trop épais. Faites chauffer l'huile et faites revenir les crevettes quelques minutes jusqu'à ce qu'elles soient légèrement dorées. Pendant ce temps, faites brièvement griller les graines de sésame dans une poêle à sec jusqu'à ce qu'elles soient dorées. Égouttez les crevettes et mélangez-les avec les graines de sésame. Servir sur un lit de laitue.

Crevettes sautées dans leur carapace

Pour 4 personnes

60 ml / 4 cuillères à soupe d'huile d'arachide
750 g de crevettes non décortiquées
3 oignons nouveaux (oignons verts), hachés
3 tranches de racine de gingembre, hachées
2,5 ml / ¬Ω cuillère à café de sel
15 ml / 1 cuillère à soupe de vin de riz ou de xérès sec
120 ml / 4 fl oz / ¬Ω tasse de ketchup (catsup)
15 ml / 1 cuillère à soupe de sauce soja
15 ml / 1 cuillère à soupe de sucre
15 ml / 1 cuillère à soupe de semoule de maïs (fécule de maïs)
60 ml / 4 cuillères à soupe d'eau

Faire chauffer l'huile et faire frire les crevettes pendant 1 minute si elles sont cuites ou jusqu'à ce qu'elles deviennent roses si elles sont crues. Ajouter les oignons nouveaux, le gingembre, le sel et le vin ou le xérès et faire sauter pendant 1 minute. Ajouter le ketchup, la sauce soja et le sucre et faire sauter 1 minute. Mélanger la semoule de maïs et l'eau, incorporer dans la casserole et laisser mijoter, en remuant, jusqu'à ce que la sauce se clarifie et épaississe.

Crevettes sautées

Pour 4 personnes

75 g / 3 oz / tasse pleine de semoule de maïs (fécule de maïs)
1 blanc d'oeuf
5 ml / 1 cuillère à café de vin de riz ou de xérès sec
sel
350 g de crevettes décortiquées
huile de friture

Fouettez ensemble la semoule de maïs, le blanc d'œuf, le vin ou le xérès et une pincée de sel pour obtenir une pâte épaisse. Tremper les crevettes dans la pâte jusqu'à ce qu'elles soient bien enrobées. Faire chauffer l'huile jusqu'à ce qu'elle soit moyennement chaude et faire frire les crevettes pendant quelques minutes jusqu'à ce qu'elles soient dorées. Retirez-les de l'huile, faites-les chauffer jusqu'à ce qu'ils soient bien chauds, puis faites revenir les crevettes jusqu'à ce qu'elles soient croustillantes et dorées.

Tempura de crevettes

Pour 4 personnes

450 g / 1 lb de crevettes décortiquées
30 ml/2 cuillères à soupe de farine ordinaire (tout usage)
30 ml / 2 cuillères à soupe de semoule de maïs (fécule de maïs)
30 ml / 2 cuillères à soupe d'eau
2 oeufs battus
huile de friture

Coupez les crevettes en deux sur la courbe intérieure et étalez-les pour former une forme de papillon. Mélanger la farine, la fécule de maïs et l'eau pour former une pâte, puis incorporer les œufs. Faites chauffer l'huile et faites revenir les crevettes jusqu'à ce qu'elles soient dorées.

Sous-gomme

Pour 4 personnes

30 ml / 2 cuillères à soupe d'huile d'arachide

2 oignons nouveaux (oignons verts), hachés

1 gousse d'ail, écrasée

1 tranche de racine de gingembre, hachée

100 g de blanc de poulet, coupé en lanières

100 g de jambon coupé en lanières

100 g / 4 oz de pousses de bambou, coupées en lanières

100 g de châtaignes d'eau coupées en lamelles

225 g de crevettes décortiquées

30 ml / 2 cuillères à soupe de sauce soja

30 ml / 2 cuillères à soupe de vin de riz ou de xérès sec

5 ml / 1 cuillère à café de sel

5 ml / 1 cuillère à café de sucre

5 ml / 1 cuillère à café de semoule de maïs (fécule de maïs)

Faire chauffer l'huile et faire revenir les oignons nouveaux, l'ail et le gingembre jusqu'à ce qu'ils soient légèrement dorés. Ajouter le poulet et faire revenir 1 minute. Ajouter le jambon, les pousses de bambou et les châtaignes d'eau et faire sauter 3 minutes. Ajouter les crevettes et faire revenir 1 minute. Ajouter la sauce soja, le vin ou le sherry, le sel et le sucre et faire sauter pendant 2 minutes. Mélanger la semoule de maïs avec un peu d'eau, verser dans la casserole et laisser mijoter en remuant pendant 2 minutes.

Crevettes au Tofu

Pour 4 personnes

45 ml / 3 cuillères à soupe d'huile d'arachide
225 g de tofu en dés
1 oignon de printemps (oignon vert), émincé
1 gousse d'ail, écrasée
15 ml / 1 cuillère à soupe de sauce soja
5 ml / 1 cuillère à café de sucre
90 ml / 6 cuillères à soupe de bouillon de poisson
225 g de crevettes décortiquées
15 ml / 1 cuillère à soupe de semoule de maïs (fécule de maïs)
45 ml / 3 cuillères à soupe d'eau

Chauffez la moitié de l'huile et faites frire le tofu jusqu'à ce qu'il soit légèrement doré, puis retirez-le de la poêle. Faire chauffer le reste de l'huile et faire revenir les oignons nouveaux et l'ail jusqu'à ce qu'ils soient légèrement dorés. Ajouter la sauce soja, le sucre et le bouillon et porter à ébullition. Ajouter les crevettes et remuer à feu doux pendant 3 minutes. Mélanger la semoule de maïs et l'eau en une pâte, remuer dans la casserole et laisser mijoter, en remuant, jusqu'à ce que la sauce épaississe. Remettre le tofu dans la poêle et laisser mijoter jusqu'à ce qu'il soit bien chaud.

Crevettes aux tomates

Pour 4 personnes

2 blancs d'œufs

30 ml / 2 cuillères à soupe de semoule de maïs (fécule de maïs)

5 ml / 1 cuillère à café de sel

450 g / 1 lb de crevettes décortiquées

huile de friture

30 ml / 2 cuillères à soupe de vin de riz ou de xérès sec

225 g de tomates pelées, épépinées et hachées

Mélanger les blancs d'œufs, la fécule de maïs et le sel. Incorporer les crevettes jusqu'à ce qu'elles soient bien enrobées. Faites chauffer l'huile et faites revenir les crevettes jusqu'à ce qu'elles soient bien cuites. Versez tout sauf 15 ml / 1 cuillère à soupe d'huile et chauffez. Ajouter le vin ou le xérès et les tomates et porter à ébullition. Incorporer les crevettes et réchauffer rapidement avant de servir.

Crevettes à la sauce tomate

Pour 4 personnes

30 ml / 2 cuillères à soupe d'huile d'arachide
1 gousse d'ail, écrasée
2 tranches de racine de gingembre, hachées
2,5 ml / ½ cuillère à café de sel
15 ml / 1 cuillère à soupe de vin de riz ou de xérès sec
15 ml / 1 cuillère à soupe de sauce soja
6 ml / 4 c. à soupe de ketchup (ketchup)
120 ml / 4 fl oz / ½ tasse de fumet de poisson
350 g de crevettes décortiquées
10 ml / 2 cuillères à café de semoule de maïs (fécule de maïs)
30 ml / 2 cuillères à soupe d'eau

Faire chauffer l'huile et faire revenir l'ail, le gingembre et le sel pendant 2 minutes. Ajouter le vin ou le sherry, la sauce soja, le ketchup et le bouillon et porter à ébullition. Ajouter les crevettes, couvrir et laisser mijoter 2 minutes. Mélanger la semoule de maïs et l'eau dans une pâte, incorporer dans la casserole et laisser mijoter, en remuant, jusqu'à ce que la sauce se clarifie et épaississe.

Crevettes à la sauce tomate et piment

Pour 4 personnes

60 ml / 4 cuillères à soupe d'huile d'arachide
15 ml / 1 cuillère à soupe de gingembre haché
15 ml / 1 cuillère à soupe d'ail haché
15 ml / 1 cuillère à soupe d'oignon de printemps haché
60 ml / 4 cuillères à soupe de purée de tomates√©e (pâtes)
15 ml / 1 cuillère à soupe de sauce pimentée
450 g / 1 lb de crevettes décortiquées
15 ml / 1 cuillère à soupe de semoule de maïs (fécule de maïs)
15 ml / 1 cuillère à soupe d'eau

Faire chauffer l'huile et faire revenir le gingembre, l'ail et l'oignon nouveau pendant 1 minute. Ajouter la purée de tomates et la sauce chili et bien mélanger. Ajouter les crevettes et faire sauter 2 minutes. Mélanger la semoule de maïs et l'eau en une pâte, remuer dans la casserole et laisser mijoter jusqu'à ce que la sauce épaississe. Sers immédiatement.

Crevettes sautées à la sauce tomate

Pour 4 personnes

50 g / 2 oz / ¬Ω tasse de farine ordinaire (tout usage)
2,5 ml / ¬Ω cuillère à café de sel
1 oeuf, légèrement battu
30 ml / 2 cuillères à soupe d'eau
450 g / 1 lb de crevettes décortiquées
huile de friture
30 ml / 2 cuillères à soupe d'huile d'arachide
1 oignon, haché finement
2 tranches de racine de gingembre, hachées
75 ml / 5 c. à soupe de ketchup (catsup)
10 ml / 2 cuillères à café de semoule de maïs (fécule de maïs)
30 ml / 2 cuillères à soupe d'eau

Fouetter ensemble la farine, le sel, l'œuf et l'eau pour former une pâte, en ajoutant un peu d'eau si nécessaire. Incorporer les crevettes jusqu'à ce qu'elles soient bien enrobées. Faire chauffer l'huile et faire frire les crevettes pendant quelques minutes jusqu'à ce qu'elles soient croustillantes et dorées. Égoutter sur du papier absorbant.

Pendant ce temps, chauffer l'huile et faire revenir l'oignon et le gingembre jusqu'à ce qu'ils soient ramollis. Ajouter le ketchup et laisser mijoter 3 minutes. Mélanger la semoule de maïs et l'eau dans une pâte, incorporer dans la casserole et laisser mijoter, en remuant, jusqu'à ce que la sauce épaississe. Ajouter les crevettes dans la poêle et laisser mijoter jusqu'à ce qu'elles soient bien chaudes. Sers immédiatement.

Crevettes aux légumes

Pour 4 personnes

15 ml / 1 cuillère à soupe d'huile d'arachide
225 g de bouquets de brocoli
225 g de champignons de Paris
225 g / 8 oz de pousses de bambou, tranchées
450 g / 1 lb de crevettes décortiquées
120 ml / 4 fl oz / ½ tasse de bouillon de poulet
5 ml / 1 cuillère à café de semoule de maïs (fécule de maïs)
5 ml / 1 cuillère à café de sauce aux huîtres
2,5 ml / ½ cuillère à café de sucre
2,5 ml / ½ cuillère à café de racine de gingembre râpée
pincée de poivre fraîchement moulu

Faire chauffer l'huile et faire sauter le brocoli pendant 1 minute. Ajouter les champignons et les pousses de bambou et faire revenir 2 minutes. Ajouter les crevettes et faire sauter 2 minutes. Mélanger les ingrédients restants et les incorporer au mélange de crevettes. Porter à ébullition en remuant, puis laisser mijoter 1 minute en remuant constamment.

Gambas aux châtaignes d'eau

Pour 4 personnes

60 ml / 4 cuillères à soupe d'huile d'arachide
1 gousse d'ail, hachée
1 tranche de racine de gingembre, hachée
450 g / 1 lb de crevettes décortiquées
30 ml / 2 c. à soupe d'alcool de riz ou de sherry sec 225 g / 8 oz
de châtaignes d'eau, tranchées
30 ml / 2 cuillères à soupe de sauce soja
15 ml / 1 cuillère à soupe de semoule de maïs (fécule de maïs)
45 ml / 3 cuillères à soupe d'eau

Faire chauffer l'huile et faire revenir l'ail et le gingembre jusqu'à ce qu'ils soient légèrement dorés. Ajouter les crevettes et faire revenir 1 minute. Ajouter le vin ou le xérès et bien mélanger. Ajouter les châtaignes d'eau et faire sauter 5 minutes. Ajouter les autres ingrédients et faire revenir 2 minutes.

Raviolis aux Crevettes

Pour 4 personnes

450 g de crevettes décortiquées, hachées
225 g de verdures mélangées hachées
15 ml / 1 cuillère à soupe de sauce soja
2,5 ml / ½ cuillère à café de sel
quelques gouttes d'huile de sésame
40 peaux de wonton
huile de friture

Mélanger les crevettes, les légumes, la sauce soja, le sel et l'huile de sésame.

Pour plier les wontons, tenez la peau dans la paume de votre main gauche et versez une partie de la garniture au centre. Humidifiez les bords avec l'œuf et pliez la peau en triangle en scellant les bords. Humidifiez les coins avec de l'œuf et torsadez-les ensemble.

Chauffez l'huile et faites frire les wontons quelques-uns à la fois jusqu'à ce qu'ils soient dorés. Bien égoutter avant de servir.

Ormeau au poulet

Pour 4 personnes

400g / 14oz d'ormeaux en conserve
30 ml / 2 cuillères à soupe d'huile d'arachide
100 g de blanc de poulet coupé en dés
100 g / 4 oz de pousses de bambou, tranchées
250 ml / 8 fl oz / 1 tasse de bouillon de poisson
15 ml / 1 cuillère à soupe de vin de riz ou de xérès sec
5 ml / 1 cuillère à café de sucre
2,5 ml / ½ cuillère à café de sel
15 ml / 1 cuillère à soupe de semoule de maïs (fécule de maïs)
45 ml / 3 cuillères à soupe d'eau

Égoutter et trancher l'ormeau en réservant le jus. Faire chauffer l'huile et faire sauter le poulet jusqu'à ce qu'il soit légèrement coloré. Ajouter les ormeaux et les pousses de bambou et faire sauter 1 minute. Ajouter le liquide d'ormeaux, le bouillon, le vin ou le xérès, le sucre et le sel, porter à ébullition et laisser mijoter 2 minutes. Mélanger la semoule de maïs et l'eau dans une pâte et laisser mijoter, en remuant, jusqu'à ce que la sauce se clarifie et épaississe. Sers immédiatement.

Ormeau aux asperges

Pour 4 personnes

10 champignons chinois séchés
30 ml / 2 cuillères à soupe d'huile d'arachide
15 ml / 1 cuillère à soupe d'eau
225 g d'asperges
2,5 ml / ½ cuillère à café de sauce de poisson
15 ml / 1 cuillère à soupe de semoule de maïs (fécule de maïs)
225 g d'ormeaux en conserve, tranchés
60 ml / 4 cuillères à soupe de bouillon
½ petite carotte, tranchée
5 ml / 1 cuillère à café de sauce soja
5 ml / 1 cuillère à café de sauce aux huîtres
5 ml / 1 cuillère à café de vin de riz ou de xérès sec

Faire tremper les champignons dans de l'eau tiède pendant 30 minutes, puis les égoutter. Retirez les tiges. Faites chauffer 15 ml / 1 cuillère à soupe d'huile avec l'eau et faites revenir les têtes de champignons pendant 10 minutes. Pendant ce temps, faites cuire les asperges dans de l'eau bouillante avec la sauce de poisson et 5 ml/1 cuillère à café de semoule de maïs jusqu'à ce qu'elles soient tendres. Bien les égoutter et les disposer sur un plat de service chaud avec les champignons. Gardez-les au chaud. Chauffez le reste de l'huile et faites sauter l'ormeau pendant quelques secondes, puis ajoutez le bouillon, la carotte, la sauce soja, la sauce aux huîtres, le vin ou le sherry et le reste de semoule de maïs. Cuire environ 5 minutes jusqu'à ce qu'ils soient bien cuits, puis verser une cuillerée sur les asperges et servir.

Abalone aux champignons

Pour 4 personnes

6 champignons chinois séchés
400g / 14oz d'ormeaux en conserve
45 ml / 3 cuillères à soupe d'huile d'arachide
2,5 ml / ¬Ω cuillère à café de sel
15 ml / 1 cuillère à soupe de vin de riz ou de xérès sec
3 oignons nouveaux (oignons verts), coupés en tranches épaisses

Faire tremper les champignons dans de l'eau tiède pendant 30 minutes, puis les égoutter. Retirer les tiges et trancher les chapeaux. Égoutter et trancher l'ormeau en réservant le jus. Faire chauffer l'huile et faire sauter le sel et les champignons pendant 2 minutes. Ajouter l'ormeau liquide et le xérès, porter à ébullition, couvrir et laisser mijoter 3 minutes. Ajouter l'ormeau et les oignons de printemps et laisser mijoter jusqu'à ce qu'ils soient bien chauds. Sers immédiatement.

Ormeau à la sauce aux huîtres

Pour 4 personnes

400g / 14oz d'ormeaux en conserve
15 ml / 1 cuillère à soupe de semoule de maïs (fécule de maïs)
15 ml / 1 cuillère à soupe de sauce soja
45 ml / 3 c. à soupe de sauce aux huîtres
30 ml / 2 cuillères à soupe d'huile d'arachide
50 g de jambon fumé, haché

Égouttez la boîte d'ormeaux et réservez 90 ml/6 cuillères à soupe de liquide. Mélangez-le avec la semoule de maïs, la sauce soja et la sauce aux huîtres. Faire chauffer l'huile et faire sauter l'ormeau égoutté pendant 1 minute. Incorporer le mélange de salsa et laisser mijoter, en remuant, environ 1 minute jusqu'à ce que le tout soit bien chaud. Transférer dans un plat chaud et servir garni de jambon.

Palourdes à la vapeur

Pour 4 personnes

24 palourdes

Frottez bien les palourdes et faites-les tremper dans de l'eau salée pendant quelques heures. Rincer à l'eau courante et disposer sur une plaque à pâtisserie basse. Placer sur une grille dans un cuiseur vapeur, couvrir et cuire à la vapeur sur de l'eau bouillante frémissante pendant environ 10 minutes jusqu'à ce que toutes les palourdes soient ouvertes. Jetez ceux qui restent fermés. Servir avec des sauces.

Palourdes aux germes de soja

Pour 4 personnes

24 palourdes

15 ml / 1 cuillère à soupe d'huile d'arachide

150 g de germes de soja

1 poivron vert, coupé en lanières

2 oignons nouveaux (oignons verts), hachés

15 ml / 1 cuillère à soupe de vin de riz ou de xérès sec

sel et poivre fraîchement moulu

2,5 ml / ¬Ω cuillère à café d'huile de sésame

50 g de jambon fumé, haché

Frottez bien les palourdes et faites-les tremper dans de l'eau salée pendant quelques heures. Rincer sous l'eau courante. Porter une casserole d'eau à ébullition, ajouter les palourdes et laisser mijoter quelques minutes jusqu'à ce qu'elles s'ouvrent. Égouttez et jetez ceux qui restent fermés. Retirez les palourdes des coquilles.

Faire chauffer l'huile et faire revenir les germes de soja pendant 1 minute. Ajouter le poivron et les oignons nouveaux et faire revenir pendant 2 minutes. Ajouter le vin ou le xérès et assaisonner de sel et de poivre. Chauffer puis incorporer les palourdes et remuer jusqu'à ce qu'elles soient bien mélangées et chauffées. Transférer dans un plat chaud et servir saupoudré d'huile de sésame et de prosciutto.

Palourdes au gingembre et à l'ail

Pour 4 personnes

24 palourdes
15 ml / 1 cuillère à soupe d'huile d'arachide
2 tranches de racine de gingembre, hachées
2 gousses d'ail, écrasées
15 ml / 1 cuillère à soupe d'eau
5 ml / 1 cuillère à café d'huile de sésame
sel et poivre fraîchement moulu

Frottez bien les palourdes et faites-les tremper dans de l'eau salée pendant quelques heures. Rincer sous l'eau courante. Faire chauffer l'huile et faire revenir le gingembre et l'ail pendant 30 secondes. Ajouter les palourdes, l'eau et l'huile de sésame, couvrir et cuire environ 5 minutes jusqu'à ce que les palourdes s'ouvrent. Jetez ceux qui restent fermés. Assaisonnez légèrement de sel et de poivre et servez immédiatement.

Palourdes poêlées

Pour 4 personnes

24 palourdes

60 ml / 4 cuillères à soupe d'huile d'arachide

4 gousses d'ail, hachées

1 oignon, haché

2,5 ml / ¬Ω cuillère à café de sel

Frottez bien les palourdes et faites-les tremper dans de l'eau salée pendant quelques heures. Rincer sous l'eau courante et essuyer. Faire chauffer l'huile et faire revenir l'ail, l'oignon et le sel jusqu'à ce qu'ils soient ramollis. Ajouter les palourdes, couvrir et laisser mijoter environ 5 minutes jusqu'à ce que toutes les coquilles soient ouvertes. Jetez ceux qui restent fermés. Faire sauter doucement pendant une autre minute en arrosant d'huile.

Beignets de crabe

Pour 4 personnes

225 g de germes de soja

60 ml / 4 cuillères à soupe d'huile d'arachide (cacahuète) 100 g /

4 oz de pousses de bambou, coupées en lanières

1 oignon, haché

225 g de chair de crabe, émiettée

4 oeufs, légèrement battus

15 ml / 1 cuillère à soupe de semoule de maïs (fécule de maïs)

30 ml / 2 cuillères à soupe de sauce soja

sel et poivre fraîchement moulu

Blanchir les germes de soja dans de l'eau bouillante pendant 4 minutes, puis égoutter. Faire chauffer la moitié de l'huile et faire sauter les germes de soja, les pousses de bambou et l'oignon jusqu'à ce qu'ils soient ramollis. Retirer du feu et incorporer le reste des ingrédients, à l'exception de l'huile. Chauffez le reste de l'huile dans une poêle propre et faites frire des cuillerées du mélange de chair de crabe pour faire de petites galettes. Frire jusqu'à ce qu'ils soient légèrement dorés des deux côtés, puis servir immédiatement.

Crème au crabe

Pour 4 personnes

225 g de chair de crabe
5 œufs, battus
1 oignon de printemps (échalote) haché finement
250 ml / 8 fl oz / 1 tasse d'eau
5 ml / 1 cuillère à café de sel
5 ml / 1 cuillère à café d'huile de sésame

Bien mélanger tous les ingrédients. Placer dans un bol, couvrir et reposer au-dessus du bain-marie sur de l'eau chaude ou sur une grille à vapeur. Cuire à la vapeur pendant environ 35 minutes jusqu'à ce qu'il atteigne la consistance d'une crème anglaise, en remuant de temps en temps. Servir avec du riz.

Chair de crabe aux feuilles chinoises

Pour 4 personnes

450 g / 1 lb de feuilles chinoises, déchiquetées

45 ml / 3 cuillères à soupe d'huile végétale

2 oignons nouveaux (oignons verts), hachés

225 g de chair de crabe

15 ml / 1 cuillère à soupe de sauce soja

15 ml / 1 cuillère à soupe de vin de riz ou de xérès sec

5 ml / 1 cuillère à café de sel

Blanchir les feuilles de chine à l'eau bouillante pendant 2 minutes puis les égoutter soigneusement et les rincer à l'eau froide. Faire chauffer l'huile et faire revenir les oignons nouveaux jusqu'à ce qu'ils soient légèrement dorés. Ajouter la chair de crabe et faire revenir 2 minutes. Ajouter les feuilles chinoises et faire sauter pendant 4 minutes. Ajouter la sauce soja, le vin ou le xérès et le sel et bien mélanger. Ajouter le bouillon et la semoule de maïs, porter à ébullition et laisser mijoter, en remuant, pendant 2 minutes jusqu'à ce que la sauce soit claire et épaissie.

Crabe Foo Yung aux germes de soja

Pour 4 personnes

6 oeufs, battus

45 ml / 3 cuillères à soupe de semoule de maïs (fécule de maïs)

225 g de chair de crabe

100 g de germes de soja

2 oignons nouveaux (oignons verts), hachés finement

2,5 ml / ½ cuillère à café de sel

45 ml / 3 cuillères à soupe d'huile d'arachide

Battre les œufs puis ajouter la semoule de maïs. Mélanger le reste des ingrédients sauf l'huile. Faites chauffer l'huile et versez progressivement le mélange dans la poêle pour obtenir des petites crêpes d'environ 7,5 cm de diamètre. Faites frire jusqu'à ce qu'ils soient dorés sur le fond, puis retournez et faites dorer l'autre côté.

Crabe au gingembre

Pour 4 personnes

15 ml / 1 cuillère à soupe d'huile d'arachide

2 tranches de racine de gingembre hachées

4 oignons nouveaux (oignons verts), hachés

3 gousses d'ail, écrasées

1 poivron rouge, émincé

350 g de chair de crabe, émiettée

2,5 ml / ½ cuillère à café de pâte de poisson

2,5 ml / ½ cuillère à café d'huile de sésame

15 ml / 1 cuillère à soupe de vin de riz ou de xérès sec

5 ml / 1 cuillère à café de semoule de maïs (fécule de maïs)

15 ml / 1 cuillère à soupe d'eau

Faire chauffer l'huile et faire sauter le gingembre, les oignons nouveaux, l'ail et le piment pendant 2 minutes. Ajouter la chair de crabe et remuer jusqu'à ce qu'elle soit bien enrobée d'épices. Incorporer la pâte de poisson. Incorporer les ingrédients restants dans une pâte, puis les incorporer dans la casserole et faire sauter pendant 1 minute. Sers immédiatement.

Crabe Lo Mein

Pour 4 personnes

100 g de germes de soja

30 ml / 2 cuillères à soupe d'huile d'arachide

5 ml / 1 cuillère à café de sel

1 oignon, tranché

100 g de champignons, tranchés

225 g de chair de crabe, émiettée

100 g / 4 oz de pousses de bambou, tranchées

Nouilles lancées

30 ml / 2 cuillères à soupe de sauce soja

5 ml / 1 cuillère à café de sucre

5 ml / 1 cuillère à café d'huile de sésame

sel et poivre fraîchement moulu

Blanchir les germes de soja dans de l'eau bouillante pendant 5 minutes, puis les égoutter. Faire chauffer l'huile et faire revenir le sel et l'oignon jusqu'à ce qu'ils soient ramollis. Ajouter les champignons et faire sauter jusqu'à ce qu'ils soient ramollis. Ajouter la chair de crabe et faire revenir 2 minutes. Ajouter les germes de soja et les pousses de bambou et faire sauter 1 minute. Ajouter les nouilles égouttées dans la poêle et remuer doucement.

Mélanger la sauce soja, le sucre et l'huile de sésame et assaisonner de sel et de poivre. Remuer dans la casserole jusqu'à ce que le tout soit bien chaud.

Crabe sauté au porc

Pour 4 personnes

30 ml / 2 cuillères à soupe d'huile d'arachide
100 g / 4 oz de porc haché (haché)
350 g de chair de crabe, émiettée
2 tranches de racine de gingembre, hachées
2 oeufs, légèrement battus
15 ml / 1 cuillère à soupe de sauce soja
15 ml / 1 cuillère à soupe de vin de riz ou de xérès sec
30 ml / 2 cuillères à soupe d'eau
sel et poivre fraîchement moulu
4 oignons nouveaux (oignons verts), coupés en lanières

Faire chauffer l'huile et faire sauter le porc jusqu'à ce qu'il soit légèrement coloré. Ajouter la chair de crabe et le gingembre et faire revenir 1 minute. Incorporer les oeufs. Ajouter la sauce soja, le vin ou le sherry, l'eau, le sel et le poivre et laisser mijoter environ 4 minutes en remuant. Servir garni d'oignons nouveaux.

Chair de crabe sautée

Pour 4 personnes

30 ml / 2 cuillères à soupe d'huile d'arachide
450 g de chair de crabe, émiettée
2 oignons nouveaux (oignons verts), hachés
2 tranches de racine de gingembre, hachées
30 ml / 2 cuillères à soupe de sauce soja
30 ml / 2 cuillères à soupe de vin de riz ou de xérès sec
2,5 ml / ¬Ω cuillère à café de sel
15 ml / 1 cuillère à soupe de semoule de maïs (fécule de maïs)
60 ml / 4 cuillères à soupe d'eau

Faire chauffer l'huile et faire sauter la chair de crabe, les oignons nouveaux et le gingembre pendant 1 minute. Ajouter la sauce soja, le vin ou le xérès et le sel, couvrir et laisser mijoter 3 minutes. Mélanger la semoule de maïs et l'eau dans une pâte, incorporer dans la casserole et laisser mijoter, en remuant, jusqu'à ce que la sauce se clarifie et épaississe.

Boulettes de viande de seiche frites

Pour 4 personnes

450 g de seiche

50 g de saindoux écrasé

1 blanc d'oeuf

2,5 ml / ¬Ω cuillère à café de sucre

2,5 ml / ¬Ω cuillère à café de semoule de maïs (fécule de maïs)

sel et poivre fraîchement moulu

huile de friture

Coupez les seiches et écrasez-les ou réduisez-les en bouillie. Incorporer le saindoux, le blanc d'œuf, le sucre et la semoule de maïs et assaisonner de sel et de poivre. Presser le mélange en boules. Faites chauffer l'huile et faites frire les boulettes de seiche, plus si nécessaire, jusqu'à ce qu'elles flottent sur l'huile et soient bien dorées. Bien égoutter et servir immédiatement.

Homard Cantonais

Pour 4 personnes

2 homards
30 ml / 2 cuillères à soupe d'huile
15 ml / 1 c. à soupe de sauce aux haricots noirs
1 gousse d'ail, écrasée
1 oignon, haché
225 g / 8 oz de porc haché (haché)
45 ml / 3 cuillères à soupe de sauce soja
5 ml / 1 cuillère à café de sucre
sel et poivre fraîchement moulu
15 ml / 1 cuillère à soupe de semoule de maïs (fécule de maïs)
75 ml / 5 cuillères à soupe d'eau
1 oeuf, battu

Cassez les homards, retirez la chair et coupez-les en cubes de 2,5 cm / 1. Faites chauffer l'huile et faites revenir la sauce aux haricots noirs, l'ail et l'oignon jusqu'à ce qu'ils soient légèrement dorés. Ajouter le porc et faire revenir jusqu'à ce qu'il soit doré. Ajouter la sauce soja, le sucre, le sel, le poivre et le homard, couvrir et laisser mijoter environ 10 minutes. Mélanger la semoule de maïs et l'eau en une pâte, remuer dans la casserole et laisser mijoter, en remuant, jusqu'à ce que la sauce se clarifie et épaississe. Éteignez le feu et incorporez l'œuf avant de servir.

Homard frit

Pour 4 personnes

450 g / 1 lb de chair de homard
30 ml / 2 cuillères à soupe de sauce soja
5 ml / 1 cuillère à café de sucre
1 oeuf, battu
30 ml/3 cuillères à soupe de farine ordinaire (tout usage)
huile de friture

Couper la chair de homard en cubes de 2,5 cm / 1 et assaisonner avec la sauce soja et le sucre. Laisser reposer 15 minutes puis égoutter. Battre l'œuf et la farine, puis ajouter le homard et bien mélanger pour bien enrober. Faire chauffer l'huile et faire frire le homard jusqu'à ce qu'il soit doré. Égouttez sur du papier absorbant avant de servir.

Homard vapeur au jambon

Pour 4 personnes

4 oeufs, légèrement battus
60 ml / 4 cuillères à soupe d'eau
5 ml / 1 cuillère à café de sel
15 ml / 1 cuillère à soupe de sauce soja
450 g/1 lb de chair de homard, émiettée
15 ml / 1 cuillère à soupe de jambon fumé haché
15 ml / 1 cuillère à soupe de persil frais haché

Battre les œufs avec l'eau, le sel et la sauce soja. Verser dans un bol allant au four et saupoudrer de chair de homard. Placez le bol sur une grille dans un cuiseur vapeur, couvrez et faites cuire à la vapeur pendant 20 minutes jusqu'à ce que les œufs soient pris. Servir garni de jambon et de persil.

Homard aux Champignons

Pour 4 personnes

450 g / 1 lb de chair de homard

15 ml / 1 cuillère à soupe de semoule de maïs (fécule de maïs)

60 ml / 4 cuillères à soupe d'eau

30 ml / 2 cuillères à soupe d'huile d'arachide

4 oignons nouveaux (oignons verts), coupés en tranches épaisses

100 g de champignons, tranchés

2,5 ml / ¬Ω cuillère à café de sel

1 gousse d'ail, écrasée

30 ml / 2 cuillères à soupe de sauce soja

15 ml / 1 cuillère à soupe de vin de riz ou de xérès sec

Couper la chair de homard en cubes de 2,5 cm/1. Mélanger la semoule de maïs et l'eau dans une pâte et incorporer les cubes de homard dans le mélange pour enrober. Faites chauffer la moitié de l'huile et faites frire les cubes de homard jusqu'à ce qu'ils soient légèrement dorés lorsque vous les retirez de la poêle. Faire chauffer le reste de l'huile et faire revenir les oignons nouveaux jusqu'à ce qu'ils soient légèrement dorés. Ajouter les champignons et faire revenir 3 minutes. Ajouter le sel, l'ail, la sauce soja et le vin ou le xérès et faire sauter pendant 2 minutes.

Remettre le homard dans la poêle et faire sauter jusqu'à ce qu'il soit bien chaud.

Queues de homard au porc

Pour 4 personnes

3 champignons chinois séchés

4 queues de homard

60 ml / 4 cuillères à soupe d'huile d'arachide

100 g / 4 oz de porc haché (haché)

50 g de châtaignes d'eau finement hachées

sel et poivre fraîchement moulu

2 gousses d'ail, écrasées

45 ml / 3 cuillères à soupe de sauce soja

30 ml / 2 cuillères à soupe de vin de riz ou de xérès sec

30 ml / 2 cuillères à soupe de sauce aux haricots noirs

10 ml / 2 cuillères à soupe de semoule de maïs (fécule de maïs)

120 ml / 4 fl oz / ¬Ω tasse d'eau

Faire tremper les champignons dans de l'eau tiède pendant 30 minutes, puis les égoutter. Retirer les tiges et hacher les chapeaux. Couper les queues de homard en deux dans le sens de la longueur. Retirer la chair des queues de homard, réserver les carapaces. Faire chauffer la moitié de l'huile et faire frire le porc jusqu'à ce qu'il soit légèrement coloré. Retirer du feu et ajouter les champignons, la chair de homard, les châtaignes d'eau, saler et poivrer. Presser la chair dans les carapaces de homard et disposer sur un plat allant au four. Placer sur une grille dans un cuit-vapeur, couvrir et cuire à la vapeur pendant environ 20 minutes jusqu'à ce qu'ils soient bien cuits. Pendant ce temps, chauffer le reste de l'huile et faire revenir l'ail, la sauce soja, le vin ou le xérès et la sauce aux haricots noirs pendant 2 minutes. Mélanger la semoule de maïs et l'eau jusqu'à obtenir une pâte, incorporer dans la poêle et laisser mijoter, en remuant, jusqu'à ce que la sauce épaississe. Dresser le homard sur un plat de service chaud, napper de sauce et servir aussitôt.

Homard poêlé

Pour 4 personnes

450 g / 1 lb de queues de homard

30 ml / 2 cuillères à soupe d'huile d'arachide

1 gousse d'ail, écrasée

2,5 ml / ½ cuillère à café de sel

350 g de germes de soja

50 g de champignons de Paris

4 oignons nouveaux (oignons verts), coupés en tranches épaisses

150 ml / ¼ pt / généreuse ½ tasse de bouillon de poulet

15 ml / 1 cuillère à soupe de semoule de maïs (fécule de maïs)

Porter une casserole d'eau à ébullition, ajouter les queues de homard et faire bouillir 1 minute. Égoutter, refroidir, retirer la coque et couper en tranches épaisses. Faire chauffer l'huile avec l'ail et le sel et faire revenir jusqu'à ce que l'ail soit légèrement doré. Ajouter le homard et faire revenir 1 minute. Ajouter les germes de soja et les champignons et faire revenir 1 minute. Incorporer les oignons de printemps. Ajouter la majeure partie du bouillon, porter à ébullition, couvrir et laisser mijoter 3 minutes. Mélanger la semoule de maïs avec le reste du bouillon, incorporer dans la casserole et laisser mijoter, en remuant, jusqu'à ce que la sauce se clarifie et épaississe.

Nids de homard

Pour 4 personnes

30 ml / 2 cuillères à soupe d'huile d'arachide
5 ml / 1 cuillère à café de sel
1 oignon, tranché finement
100 g de champignons, tranchés
100g de pousses de bambou, 225g de chair de homard cuite tranchée
15 ml / 1 cuillère à soupe de vin de riz ou de xérès sec
120 ml / 4 fl oz / ¬Ω tasse de bouillon de poulet
pincée de poivre fraîchement moulu
10 ml / 2 cuillères à café de semoule de maïs (fécule de maïs)
15 ml / 1 cuillère à soupe d'eau
4 paniers de nouilles

Faire chauffer l'huile et faire revenir le sel et l'oignon jusqu'à ce qu'ils soient ramollis. Ajouter les champignons et les pousses de bambou et faire revenir 2 minutes. Ajouter la chair de homard, le vin ou le xérès et le bouillon, porter à ébullition, couvrir et laisser mijoter 2 minutes. Assaisonner de poivre. Mélanger la semoule de maïs et l'eau dans une pâte, incorporer dans la casserole et laisser mijoter, en remuant, jusqu'à ce que la sauce épaississe.

Disposer les nids de pâtes sur un plat de service chaud et garnir avec le homard sauté.

Moules à la sauce aux haricots noirs

Pour 4 personnes

45 ml / 3 cuillères à soupe d'huile d'arachide

2 gousses d'ail, écrasées

2 tranches de racine de gingembre, hachées

30 ml / 2 cuillères à soupe de sauce aux haricots noirs

15 ml / 1 cuillère à soupe de sauce soja

1,5 kg / 3 lb de moules, lavées et barbues

2 oignons nouveaux (oignons verts), hachés

Faire chauffer l'huile et faire revenir l'ail et le gingembre pendant 30 secondes. Ajouter la sauce aux haricots noirs et la sauce soja et faire sauter pendant 10 secondes. Ajouter les moules, couvrir et cuire environ 6 minutes jusqu'à ce que les moules s'ouvrent. Jetez ceux qui restent fermés. Transférer dans un plat chaud et servir parsemé d'oignons nouveaux.

Moules au gingembre

Pour 4 personnes

45 ml / 3 cuillères à soupe d'huile d'arachide
2 gousses d'ail, écrasées
4 tranches de racine de gingembre, hachées
1,5 kg / 3 lb de moules, lavées et barbues
45 ml / 3 cuillères à soupe d'eau
15 ml / 1 cuillère à soupe de sauce aux huîtres

Faire chauffer l'huile et faire revenir l'ail et le gingembre pendant 30 secondes. Ajouter les moules et l'eau, couvrir et cuire environ 6 minutes jusqu'à ce que les moules s'ouvrent. Jetez ceux qui restent fermés. Transférer dans un plat chaud et servir arrosé de sauce aux huîtres.

Moules à la vapeur

Pour 4 personnes

1,5 kg / 3 lb de moules, lavées et barbues
45 ml / 3 cuillères à soupe de sauce soja
3 oignons nouveaux (oignons verts), hachés finement

Disposez les moules sur une grille dans un cuit-vapeur, couvrez et faites cuire à la vapeur dans de l'eau bouillante pendant environ 10 minutes jusqu'à ce que toutes les moules soient ouvertes. Jetez ceux qui restent fermés. Transférer dans un plat chaud et servir arrosé de sauce soja et d'oignons nouveaux.

Huîtres frites

Pour 4 personnes

24 huîtres décortiquées
sel et poivre fraîchement moulu
1 oeuf, battu
50 g / 2 oz / ¬Ω tasse de farine ordinaire (tout usage)
250 ml / 8 fl oz / 1 tasse d'eau
huile de friture
4 oignons nouveaux (oignons verts), hachés

Saupoudrez les huîtres de sel et de poivre. Battre l'œuf avec la farine et l'eau jusqu'à obtenir une pâte à frire et l'utiliser pour enrober les huîtres. Faites chauffer l'huile et faites frire les huîtres jusqu'à ce qu'elles soient dorées. Égoutter sur du papier absorbant et servir garni d'oignons nouveaux.

Huîtres au bacon

Pour 4 personnes

175 g de lard

24 huîtres décortiquées

1 oeuf, légèrement battu

15 ml / 1 cuillère à soupe d'eau

45 ml / 3 cuillères à soupe d'huile d'arachide

2 oignons, hachés

15 ml / 1 cuillère à soupe de semoule de maïs (fécule de maïs)

15 ml / 1 cuillère à soupe de sauce soja

90 ml / 6 cuillères à soupe de bouillon de poulet

Couper le bacon en morceaux et enrouler un morceau autour de chaque huître. Battre l'œuf avec l'eau puis le tremper dans les huîtres pour l'enrober. Faites chauffer la moitié de l'huile et faites revenir les huîtres jusqu'à ce qu'elles soient légèrement dorées des deux côtés, puis retirez-les de la poêle et égouttez la graisse. Faire chauffer le reste de l'huile et faire revenir les oignons jusqu'à ce qu'ils soient tendres. Mélanger la semoule de maïs, la sauce soja et le bouillon en une pâte, verser dans la casserole et laisser mijoter, en remuant, jusqu'à ce que la sauce se clarifie et épaississe. Verser sur les huîtres et servir aussitôt.

Huîtres frites au gingembre

Pour 4 personnes

24 huîtres décortiquées

2 tranches de racine de gingembre, hachées

30 ml / 2 cuillères à soupe de sauce soja

15 ml / 1 cuillère à soupe de vin de riz ou de xérès sec

4 oignons nouveaux (oignons verts), coupés en lanières

100 g de lard

1 oeuf

50 g / 2 oz / ¬Ω tasse de farine ordinaire (tout usage)

sel et poivre fraîchement moulu

huile de friture

1 citron, coupé en quartiers

Placer les huîtres dans un bol avec le gingembre, la sauce soja et le vin ou le sherry et bien mélanger pour bien enrober. Laisser reposer 30 minutes. Déposer quelques lanières d'oignon de printemps sur chaque huître. Couper le bacon en morceaux et enrouler un morceau autour de chaque huître. Battre l'œuf et la farine en une pâte et assaisonner de sel et de poivre. Tremper les huîtres dans la pâte jusqu'à ce qu'elles soient bien enrobées. Faites chauffer l'huile et faites frire les huîtres jusqu'à ce qu'elles soient dorées. Servir garni de quartiers de citron.

Huîtres à la sauce aux haricots noirs

Pour 4 personnes

350 g / 12 oz d'huîtres décortiquées
120 ml / 4 fl oz / ¬Ω tasse d'huile d'arachide
2 gousses d'ail, écrasées
3 oignons nouveaux (oignons verts), tranchés
15 ml / 1 c. à soupe de sauce aux haricots noirs
30 ml / 2 cuillères à soupe de sauce soja noire
15 ml / 1 cuillère à soupe d'huile de sésame
une pincée de piment en poudre

Blanchir les huîtres à l'eau bouillante pendant 30 secondes, puis les égoutter. Faire chauffer l'huile et faire revenir l'ail et les oignons nouveaux pendant 30 secondes. Ajouter la sauce aux haricots noirs, la sauce soja, l'huile de sésame et les huîtres et assaisonner avec la poudre de chili au goût. Faire sauter jusqu'à ce que le tout soit bien chaud et servir immédiatement.

Saint-Jacques aux pousses de bambou

Pour 4 personnes

60 ml / 4 cuillères à soupe d'huile d'arachide

6 oignons nouveaux (oignons verts), hachés

225 g de champignons coupés en quartiers

15 ml / 1 cuillère à soupe de sucre

450 g / 1 lb de pétoncles décortiqués

2 tranches de racine de gingembre hachées

225 g / 8 oz de pousses de bambou, tranchées

sel et poivre fraîchement moulu

300 ml / ¬Ω pt / 1 ¬° tasses d'eau

30 ml / 2 cuillères à soupe de vinaigre de vin

30 ml / 2 cuillères à soupe de semoule de maïs (fécule de maïs)

150 ml / ¬° pt / abondante ¬Ω tasse d'eau

45 ml / 3 cuillères à soupe de sauce soja

Faites chauffer l'huile et faites revenir les oignons nouveaux et les champignons pendant 2 minutes. Ajouter le sucre, les pétoncles, le gingembre, les pousses de bambou, le sel et le poivre, couvrir et cuire 5 minutes. Ajouter l'eau et le vinaigre de vin, porter à ébullition, couvrir et laisser mijoter 5 minutes. Mélanger la semoule de maïs et l'eau en une pâte, remuer dans la casserole et laisser mijoter, en remuant, jusqu'à ce que la sauce épaississe. Assaisonner de sauce soja et servir.

Pétoncles aux oeufs

Pour 4 personnes

45 ml / 3 cuillères à soupe d'huile d'arachide
350 g de coquilles Saint-Jacques décortiquées
25 g de jambon fumé, haché
30 ml / 2 cuillères à soupe de vin de riz ou de xérès sec
5 ml / 1 cuillère à café de sucre
2,5 ml / ½ cuillère à café de sel
pincée de poivre fraîchement moulu
2 oeufs, légèrement battus
15 ml / 1 cuillère à soupe de sauce soja

Faire chauffer l'huile et faire revenir les pétoncles pendant 30 secondes. Ajouter le jambon et faire revenir 1 minute. Ajouter le vin ou le xérès, le sucre, le sel et le poivre et faire sauter pendant 1 minute. Ajouter les œufs et mélanger doucement à feu vif jusqu'à ce que les ingrédients soient bien recouverts par l'œuf. Servir arrosé de sauce soja.

Pétoncles au Brocoli

Pour 4 personnes

350 g de pétoncles, tranchés

3 tranches de racine de gingembre, hachées

¬Ω petite carotte, tranchée

1 gousse d'ail, écrasée

45 ml/3 cuillères à soupe de farine ordinaire (tout usage)

2,5 ml/¬Ω cuillère à café de bicarbonate de soude (bicarbonate de soude)

30 ml / 2 cuillères à soupe d'huile d'arachide

15 ml / 1 cuillère à soupe d'eau

1 banane, tranchée

huile de friture

275 g de brocoli

sel

5 ml / 1 cuillère à café d'huile de sésame

2,5 ml / ¬Ω cuillère à café de sauce chili

2,5 ml / ¬Ω cuillère à café de vinaigre de vin

2,5 ml / ¬Ω cuillère à café de purée de tomates√ © e (pâtes)

Mélanger les pétoncles avec le gingembre, la carotte et l'ail et laisser reposer. Mélanger la farine, le bicarbonate de soude, 15 ml/1 cuillère à soupe d'huile et d'eau en une pâte et utiliser pour enrober les tranches de banane. Faites chauffer l'huile et faites frire la banane jusqu'à ce qu'elle soit dorée, puis égouttez-la et disposez-la autour d'un plat de service chaud. Pendant ce temps, faites cuire le brocoli dans de l'eau bouillante salée jusqu'à ce qu'il soit tendre, puis égouttez-le. Faites chauffer le reste d'huile avec l'huile de sésame et faites revenir brièvement les brocolis, puis disposez-les autour de l'assiette avec les bananes. Ajouter la sauce chili, le vinaigre de vin et la pâte de tomate dans la poêle et faire sauter les pétoncles jusqu'à ce qu'ils soient bien cuits. Versez sur une assiette de service et servez immédiatement.

Saint-Jacques au gingembre

Pour 4 personnes

45 ml / 3 cuillères à soupe d'huile d'arachide
2,5 ml / ¬Ω cuillère à café de sel
3 tranches de racine de gingembre, hachées
2 oignons nouveaux (oignons verts), coupés en tranches épaisses
450 g / 1 lb de pétoncles décortiqués, coupés en deux
15 ml / 1 cuillère à soupe de semoule de maïs (fécule de maïs)
60 ml / 4 cuillères à soupe d'eau

Faire chauffer l'huile et faire revenir le sel et le gingembre pendant 30 secondes. Ajouter les oignons de printemps et faire sauter jusqu'à ce qu'ils soient légèrement dorés. Ajouter les pétoncles et faire revenir 3 minutes. Mélanger la semoule de maïs et l'eau dans une pâte, ajouter à la casserole et laisser mijoter, en remuant, jusqu'à épaississement. Sers immédiatement.

Escalopes de jambon

Pour 4 personnes

450 g / 1 lb de pétoncles décortiqués, coupés en deux
250 ml / 8 fl oz / 1 tasse de vin de riz ou de xérès sec
1 oignon, haché finement
2 tranches de racine de gingembre, hachées
2,5 ml / ¬Ω cuillère à café de sel
100 g de jambon fumé, haché

Placer les pétoncles dans un bol et ajouter le vin ou le xérès. Couvrir et laisser mariner 30 minutes en les retournant de temps en temps, puis égoutter les Saint-Jacques et jeter la marinade. Mettre les pétoncles dans un plat allant au four avec le reste des ingrédients. Placer le plat sur une grille dans un cuit-vapeur, couvrir et cuire à la vapeur dans l'eau frémissante pendant environ 6 minutes jusqu'à ce que les pétoncles soient tendres.

Noix de Saint-Jacques brouillées aux herbes

Pour 4 personnes

225 g de coquilles Saint-Jacques décortiquées
30 ml / 2 cuillères à soupe de coriandre fraîche hachée
4 œufs battus
15 ml / 1 cuillère à soupe de vin de riz ou de xérès sec
sel et poivre fraîchement moulu
15 ml / 1 cuillère à soupe d'huile d'arachide

Placer les pétoncles dans un cuiseur vapeur et cuire à la vapeur environ 3 minutes jusqu'à ce qu'ils soient bien cuits, selon la taille. Retirer du cuit-vapeur et saupoudrer de coriandre. Battre les œufs avec le vin ou le xérès et assaisonner au goût avec du sel et du poivre. Incorporer les pétoncles et la coriandre. Faire chauffer l'huile et faire frire le mélange d'œufs et de pétoncles, en remuant constamment, jusqu'à ce que les œufs soient juste pris. Sers immédiatement.

Saint-Jacques et oignons sautés

Pour 4 personnes

45 ml / 3 cuillères à soupe d'huile d'arachide
1 oignon, tranché
450 g de pétoncles décortiqués, coupés en quartiers
sel et poivre fraîchement moulu
15 ml / 1 cuillère à soupe de vin de riz ou de xérès sec

Faire chauffer l'huile et faire revenir l'oignon jusqu'à ce qu'il soit ramolli. Ajouter les pétoncles et faire sauter jusqu'à ce qu'ils soient légèrement dorés. Assaisonner de sel et de poivre, arroser de vin ou de xérès et servir immédiatement.

Pétoncles aux légumes

Pour 4 personnes 6

4 champignons chinois séchés

2 oignons

30 ml / 2 cuillères à soupe d'huile d'arachide

3 branches de céleri, coupées en diagonale

225 g de haricots verts coupés en diagonale

10 ml / 2 cuillères à café de racine de gingembre râpée

1 gousse d'ail, écrasée

20 ml / 4 cuillères à café de semoule de maïs (fécule de maïs)

250 ml / 8 fl oz / 1 tasse de bouillon de poulet

30 ml / 2 cuillères à soupe de vin de riz ou de xérès sec

30 ml / 2 cuillères à soupe de sauce soja

450 g de pétoncles décortiqués, coupés en quartiers

6 oignons nouveaux (oignons verts), tranchés

425 g / 15 oz d'épis de maïs en conserve

Faire tremper les champignons dans de l'eau tiède pendant 30 minutes, puis les égoutter. Retirer les tiges et trancher les chapeaux. Couper les oignons en quartiers et séparer les couches. Faire chauffer l'huile et faire sauter les oignons, le céleri, les haricots, le gingembre et l'ail pendant 3 minutes. Mélanger la semoule de maïs avec un peu de bouillon, puis incorporer le reste du bouillon, le vin ou le xérès et la sauce soja. Ajouter au wok et porter à ébullition en remuant. Ajouter les champignons, les pétoncles, les oignons nouveaux et le maïs et faire sauter environ 5 minutes jusqu'à ce que les pétoncles soient tendres.

Saint-Jacques aux poivrons

Pour 4 personnes

30 ml / 2 cuillères à soupe d'huile d'arachide
3 oignons nouveaux (oignons verts), hachés
1 gousse d'ail, écrasée
2 tranches de racine de gingembre hachées
2 poivrons rouges, coupés en dés
450 g / 1 lb de pétoncles décortiqués
30 ml / 2 cuillères à soupe de vin de riz ou de xérès sec
15 ml / 1 cuillère à soupe de sauce soja
15 ml / 1 cuillère à soupe de sauce aux haricots jaunes
5 ml / 1 cuillère à café de sucre
5 ml / 1 cuillère à café d'huile de sésame

Faire chauffer l'huile et faire revenir les oignons nouveaux, l'ail et le gingembre pendant 30 secondes. Ajouter les poivrons et faire revenir 1 minute. Ajouter les pétoncles et faire sauter pendant 30 secondes, puis ajouter le reste des ingrédients et cuire environ 3 minutes jusqu'à ce que les pétoncles soient tendres.

Calamars aux germes de soja

Pour 4 personnes

450 g de calamars

30 ml / 2 cuillères à soupe d'huile d'arachide

15 ml / 1 cuillère à soupe de vin de riz ou de xérès sec

100 g de germes de soja

15 ml / 1 cuillère à soupe de sauce soja

sel

1 poivron rouge, émincé

2 tranches de racine de gingembre, râpées

2 oignons nouveaux (oignons verts), hachés

Retirez la tête, les tripes et la membrane des calamars et coupez-les en gros morceaux. Découpez un motif entrecroisé sur chaque pièce. Porter une casserole d'eau à ébullition, ajouter les calamars et laisser mijoter jusqu'à ce que les morceaux s'enroulent, puis retirer et égoutter. Faire chauffer la moitié de l'huile et faire revenir rapidement les calamars. Arroser de vin ou de xérès. Pendant ce temps, chauffer le reste de l'huile et faire revenir les germes de soja jusqu'à ce qu'ils soient tendres. Assaisonner de sauce soja et de sel. Disposer le piment, le gingembre et les oignons nouveaux autour d'un plat de service. Empilez les germes de soja au centre et garnissez avec les calamars. Sers immédiatement.

Calamar frit

Pour 4 personnes

50 g de farine ordinaire (tout usage)
25 g / 1 oz / ¬° tasse de semoule de maïs (fécule de maïs)
2,5 ml / ¬Ω cuillère à café de levure chimique
2,5 ml / ¬Ω cuillère à café de sel
1 oeuf
75 ml / 5 cuillères à soupe d'eau
15 ml / 1 cuillère à soupe d'huile d'arachide
450 g de calamars coupés en rondelles
huile de friture

Fouetter ensemble la farine, la fécule de maïs, la poudre à pâte, le sel, l'œuf, l'eau et l'huile pour former une pâte. Tremper les calamars dans la pâte jusqu'à ce qu'ils soient bien enrobés. Faire chauffer l'huile et faire frire les calamars quelques morceaux à la fois jusqu'à ce qu'ils soient dorés. Égouttez sur du papier absorbant avant de servir.

Paquets de calmars

Pour 4 personnes

8 champignons chinois séchés

450 g de calamars

100 g / 4 oz de jambon fumé

100 g de tofu

1 oeuf, battu

15 ml/1 cuillère à soupe de farine ordinaire (tout usage)

2,5 ml / ¬Ω cuillère à café de sucre

2,5 ml / ¬Ω cuillère à café d'huile de sésame

sel et poivre fraîchement moulu

8 peaux de wonton

huile de friture

Faire tremper les champignons dans de l'eau tiède pendant 30 minutes, puis les égoutter. Retirez les tiges. Nettoyez les calamars et coupez-les en 8 morceaux. Couper le jambon et le tofu en 8 morceaux. Mettez-les tous dans un bol. Mélanger l'œuf avec la farine, le sucre, l'huile de sésame, le sel et le poivre. Verser les ingrédients dans le bol et mélanger délicatement. Disposez un chapeau de champignon et un morceau de calamars, de jambon et de tofu juste en dessous du centre de chaque peau de wonton. Repliez le coin inférieur, repliez les côtés puis enroulez-le, en mouillant les bords avec de l'eau pour sceller. Faites chauffer l'huile et faites frire les fagots pendant environ 8 minutes jusqu'à ce qu'ils soient dorés. Bien égoutter avant de servir.

Rouleaux de calamars frits

Pour 4 personnes

45 ml / 3 cuillères à soupe d'huile d'arachide
225 g / 8 oz d'anneaux de calamars
1 gros poivron vert, coupé en morceaux
100 g / 4 oz de pousses de bambou, tranchées
2 oignons nouveaux (oignons verts), hachés finement
1 tranche de racine de gingembre, hachée finement
45 ml / 2 cuillères à soupe de sauce soja
30 ml / 2 cuillères à soupe de vin de riz ou de xérès sec
15 ml / 1 cuillère à soupe de semoule de maïs (fécule de maïs)
15 ml / 1 cuillère à soupe de fumet de poisson ou d'eau
5 ml / 1 cuillère à café de sucre
5 ml / 1 cuillère à café de vinaigre de vin
5 ml / 1 cuillère à café d'huile de sésame
sel et poivre fraîchement moulu

Faites chauffer 15 ml/1 cuillère à soupe d'huile et faites frire les rondelles de calmar jusqu'à ce qu'elles soient bien fermées. Pendant ce temps, faites chauffer le reste d'huile dans une poêle à part et faites revenir le poivron, les pousses de bambou, les oignons nouveaux et le gingembre pendant 2 minutes. Ajouter les calamars et faire revenir 1 minute. Ajouter la sauce soja, le vin ou le xérès, la semoule de maïs, le bouillon, le sucre, le vinaigre de vin et l'huile de sésame et assaisonner de sel et de poivre. Faire sauter jusqu'à ce que la sauce se clarifie et épaississe.

Calamars sautés

Pour 4 personnes

45 ml / 3 cuillères à soupe d'huile d'arachide
3 oignons nouveaux (oignons verts), coupés en tranches épaisses
2 tranches de racine de gingembre, hachées
450 g de calamars coupés en morceaux
15 ml / 1 cuillère à soupe de sauce soja
15 ml / 1 cuillère à soupe de vin de riz ou de xérès sec
5 ml / 1 cuillère à café de semoule de maïs (fécule de maïs)
15 ml / 1 cuillère à soupe d'eau

Faire chauffer l'huile et faire revenir les oignons nouveaux et le gingembre jusqu'à ce qu'ils soient tendres. Ajouter les calamars et faire sauter jusqu'à ce qu'ils soient enrobés d'huile. Ajouter la sauce soja et le vin ou le sherry, couvrir et laisser mijoter 2 minutes. Mélanger la semoule de maïs et l'eau en une pâte, l'ajouter à la casserole et laisser mijoter, en remuant, jusqu'à ce que la sauce épaississe et que les calamars soient tendres.

Calamars aux Champignons Séchés

Pour 4 personnes

50 g / 2 oz de champignons chinois séchés
450g / 1 lb d'anneaux de calamars
45 ml / 3 cuillères à soupe d'huile d'arachide
45 ml / 3 cuillères à soupe de sauce soja
2 oignons nouveaux (oignons verts), hachés finement
1 tranche de racine de gingembre, hachée
225 g / 8 oz de pousses de bambou, coupées en lanières
30 ml / 2 cuillères à soupe de semoule de maïs (fécule de maïs)
150 ml / ¬° pt / généreuse ¬Ω tasse de bouillon de poisson

Faire tremper les champignons dans de l'eau tiède pendant 30 minutes, puis les égoutter. Jeter les tiges et trancher les chapeaux. Blanchir les rondelles d'encornets quelques secondes dans de l'eau bouillante. Faire chauffer l'huile, puis incorporer les champignons, la sauce soja, les oignons nouveaux et le gingembre et faire sauter pendant 2 minutes. Ajouter les calamars et les pousses de bambou et faire revenir 2 minutes. Mélanger la semoule de maïs et le bouillon ensemble et remuer dans la casserole. Laisser mijoter, en remuant, jusqu'à ce que la sauce se clarifie et épaississe.

Calamars aux légumes

Pour 4 personnes

45 ml / 3 cuillères à soupe d'huile d'arachide

1 oignon, tranché

5 ml / 1 cuillère à café de sel

450 g de calamars coupés en morceaux

100 g / 4 oz de pousses de bambou, tranchées

2 branches de céleri, coupées en diagonale

60 ml / 4 cuillères à soupe de bouillon de poulet

5 ml / 1 cuillère à café de sucre

100 g / 4 oz mange-tout (pois mange-tout)

5 ml / 1 cuillère à café de semoule de maïs (fécule de maïs)

15 ml / 1 cuillère à soupe d'eau

Faire chauffer l'huile et faire revenir l'oignon et le sel jusqu'à ce qu'ils soient légèrement dorés. Ajouter les calamars et les faire frire jusqu'à ce qu'ils soient enrobés d'huile. Ajouter les pousses de bambou et le céleri et faire revenir 3 minutes. Ajouter le bouillon et le sucre, porter à ébullition, couvrir et laisser mijoter 3 minutes jusqu'à ce que les légumes soient juste tendres. Incorporer les pois mange-tout. Mélanger la semoule de maïs et l'eau dans une pâte, incorporer dans la casserole et laisser mijoter, en remuant, jusqu'à ce que la sauce épaississe.

Bœuf braisé à l'anis

Pour 4 personnes

30 ml / 2 cuillères à soupe d'huile d'arachide

450 g / 1 lb de steak de paleron

1 gousse d'ail, écrasée

45 ml / 3 cuillères à soupe de sauce soja

15 ml / 1 cuillère à soupe d'eau

15 ml / 1 cuillère à soupe de vin de riz ou de xérès sec

5 ml / 1 cuillère à café de sel

5 ml / 1 cuillère à café de sucre

2 clous de girofle d'anis étoilé

Faire chauffer l'huile et faire frire la viande jusqu'à ce qu'elle soit dorée de tous les côtés. Ajouter le reste des ingrédients, porter à ébullition, couvrir et laisser mijoter environ 45 minutes, puis retourner la viande en ajoutant un peu d'eau et de sauce soja si la viande se dessèche. Laisser mijoter encore 45 minutes jusqu'à ce que la viande soit tendre. Jeter l'anis étoilé avant de servir.

Bœuf aux asperges

Pour 4 personnes

450 g de boeuf de dessus coupé en dés
30 ml / 2 cuillères à soupe de sauce soja
30 ml / 2 cuillères à soupe de vin de riz ou de xérès sec
45 ml / 3 cuillères à soupe de semoule de maïs (fécule de maïs)
45 ml / 3 cuillères à soupe d'huile d'arachide
5 ml / 1 cuillère à café de sel
1 gousse d'ail, écrasée
350 g / 12 oz pointes d'asperges
120 ml / 4 fl oz / ¬Ω tasse de bouillon de poulet
15 ml / 1 cuillère à soupe de sauce soja

Placer le steak dans un bol. Mélangez la sauce soja, le vin ou le xérès et 30 ml/2 cuillères à soupe de semoule de maïs, versez sur le steak et mélangez bien. Laisser mariner 30 minutes. Faire chauffer l'huile avec le sel et l'ail et faire revenir jusqu'à ce que l'ail soit légèrement doré. Ajouter le boeuf et la marinade et faire sauter pendant 4 minutes. Ajouter les asperges et faire revenir 2 minutes. Ajouter le bouillon et la sauce soja, porter à ébullition et laisser mijoter en remuant pendant 3 minutes jusqu'à ce que la viande soit bien cuite. Mélanger le reste de semoule de maïs avec un peu plus d'eau ou de bouillon et l'incorporer à la sauce.

Laisser mijoter, en remuant, pendant quelques minutes jusqu'à ce que la sauce se clarifie et épaississe.

Bœuf aux Pousses de Bambou

Pour 4 personnes

45 ml / 3 cuillères à soupe d'huile d'arachide
1 gousse d'ail, écrasée
1 oignon de printemps (oignon vert), émincé
1 tranche de racine de gingembre, hachée
225 g de bœuf maigre, coupé en lanières
100 g / 4 oz de pousses de bambou
45 ml / 3 cuillères à soupe de sauce soja
15 ml / 1 cuillère à soupe de vin de riz ou de xérès sec
5 ml / 1 cuillère à café de semoule de maïs (fécule de maïs)

Faire chauffer l'huile et faire revenir l'ail, la ciboule et le gingembre jusqu'à ce qu'ils soient légèrement dorés. Ajouter le bœuf et faire sauter pendant 4 minutes jusqu'à ce qu'il soit légèrement doré. Ajouter les pousses de bambou et faire revenir 3 minutes. Ajouter la sauce soja, le vin ou le xérès et la semoule de maïs et faire sauter pendant 4 minutes.

Boeuf aux pousses de bambou et champignons

Pour 4 personnes

225 g de boeuf maigre
45 ml / 3 cuillères à soupe d'huile d'arachide
1 tranche de racine de gingembre, hachée
100 g / 4 oz de pousses de bambou, tranchées
100 g de champignons, tranchés
45 ml / 3 cuillères à soupe de vin de riz ou de xérès sec
5 ml / 1 cuillère à café de sucre
10 ml / 2 cuillères à café de sauce soja
sel et poivre
120 ml / 4 fl oz / ¬Ω tasse de bouillon de bœuf
15 ml / 1 cuillère à soupe de semoule de maïs (fécule de maïs)
30 ml / 2 cuillères à soupe d'eau

Trancher finement la viande contre le grain. Faire chauffer l'huile et faire revenir le gingembre quelques secondes. Ajouter le boeuf et faire sauter jusqu'à ce qu'il soit doré. Ajouter les pousses de bambou et les champignons et faire sauter 1 minute. Ajouter le vin ou le xérès, le sucre et la sauce soja et assaisonner de sel et de poivre. Verser le bouillon, porter à ébullition, couvrir et laisser mijoter 3 minutes. Mélanger la semoule de maïs et l'eau, incorporer dans la casserole et laisser mijoter, en remuant, jusqu'à ce que la sauce épaississe.

Bœuf braisé à la chinoise

Pour 4 personnes

45 ml / 3 cuillères à soupe d'huile d'arachide

900g / 2lb de steak de paleron

1 oignon de printemps (oignon vert), tranché

1 gousse d'ail, hachée

1 tranche de racine de gingembre, hachée

60 ml / 4 cuillères à soupe de sauce soja

30 ml / 2 cuillères à soupe de vin de riz ou de xérès sec

5 ml / 1 cuillère à café de sucre

5 ml / 1 cuillère à café de sel

pincée de poivre

750 ml / 1er point / 3 tasses d'eau bouillante

Faire chauffer l'huile et faire dorer rapidement la viande de tous les côtés. Ajouter la ciboule, l'ail, le gingembre, la sauce soja, le vin ou le xérès, le sucre, le sel et le poivre. Porter à ébullition en remuant. Ajouter l'eau bouillante, ramener à ébullition en remuant, puis couvrir et laisser mijoter environ 2 heures jusqu'à ce que la viande soit tendre.

Bœuf aux germes de soja

Pour 4 personnes

450 g de bœuf maigre, tranché
1 blanc d'oeuf
30 ml / 2 cuillères à soupe d'huile d'arachide
15 ml / 1 cuillère à soupe de semoule de maïs (fécule de maïs)
15 ml / 1 cuillère à soupe de sauce soja
100 g de germes de soja
25 g de chou mariné, râpé
1 poivron rouge, émincé
2 oignons nouveaux (oignons verts), hachés
2 tranches de racine de gingembre, râpées
sel
5 ml / 1 cuillère à café de sauce aux huîtres
5 ml / 1 cuillère à café d'huile de sésame

Mélanger le bœuf avec le blanc d'œuf, la moitié de l'huile, la fécule de maïs et la sauce soja et laisser reposer 30 minutes. Blanchir les germes de soja dans de l'eau bouillante pendant environ 8 minutes jusqu'à ce qu'ils soient presque tendres, puis égoutter. Chauffez le reste de l'huile et faites sauter le bœuf jusqu'à ce qu'il soit légèrement doré, puis retirez-le de la poêle. Ajouter le chou, le poivron rouge, le gingembre, le sel, la sauce aux huîtres et l'huile de sésame et faire sauter pendant 2 minutes. Ajouter les germes de soja et faire revenir 2 minutes. Remettre le bœuf dans la poêle et faire sauter jusqu'à ce qu'il soit bien mélangé et bien chaud. Sers immédiatement.

Bœuf avec brocoli

Pour 4 personnes

450 g / 1 lb de rumsteck, tranché finement
30 ml / 2 cuillères à soupe de semoule de maïs (fécule de maïs)
15 ml / 1 cuillère à soupe de vin de riz ou de xérès sec
15 ml / 1 cuillère à soupe de sauce soja
30 ml / 2 cuillères à soupe d'huile d'arachide
5 ml / 1 cuillère à café de sel
1 gousse d'ail, écrasée
225 g de bouquets de brocoli
150 ml / ¬° pt / généreuse ¬Ω tasse de bouillon de boeuf

Placer le steak dans un bol. Mélanger 15 ml / 1 cuillère à soupe de semoule de maïs avec le vin ou le xérès et la sauce soja, incorporer le bœuf et laisser mariner pendant 30 minutes. Faire chauffer l'huile avec le sel et l'ail et faire revenir jusqu'à ce que l'ail soit légèrement doré. Ajouter le steak et la marinade et faire sauter pendant 4 minutes. Ajouter le brocoli et faire revenir 3 minutes. Ajouter le bouillon, porter à ébullition, couvrir et laisser mijoter pendant 5 minutes jusqu'à ce que le brocoli soit juste tendre mais encore croquant. Mélanger le reste de semoule de maïs avec un peu d'eau et l'incorporer à la sauce. Laisser mijoter en remuant jusqu'à ce que la sauce se clarifie et épaississe.

Boeuf au sésame avec brocoli

Pour 4 personnes

150 g de bœuf maigre, tranché finement
2,5 ml / ½ cuillère à café de sauce aux huîtres
5 ml / 1 cuillère à café de semoule de maïs (fécule de maïs)
5 ml / 1 cuillère à café de vinaigre de vin blanc
60 ml / 4 cuillères à soupe d'huile d'arachide
100 g / 4 oz de bouquets de brocoli
5 ml / 1 cuillère à café de sauce de poisson
2,5 ml / ½ cuillère à café de sauce soja
250 ml / 8 fl oz / 1 tasse de bouillon de bœuf
30 ml / 2 cuillères à soupe de graines de sésame

Faire mariner la viande dans la sauce aux huîtres, 2,5 ml/½ cuillère à café de semoule de maïs, 2,5 ml/½ cuillère à café de vinaigre de vin et 15 ml/1 cuillère à soupe d'huile pendant 1 heure.

Pendant ce temps, chauffer 15 ml / 1 cuillère à soupe d'huile, ajouter le brocoli, 2,5 ml / ½ de sauce de poisson, la sauce soja et le vinaigre de vin restant et couvrir d'eau bouillante. Laisser mijoter environ 10 minutes jusqu'à tendreté.

Chauffez 30 ml/2 cuillères à soupe d'huile dans une poêle séparée et faites revenir brièvement le bœuf jusqu'à ce qu'il soit bien scellé. Ajouter le bouillon, la semoule de maïs restante et la sauce de poisson, porter à ébullition, couvrir et laisser mijoter environ 10 minutes jusqu'à ce que la viande soit tendre. Égouttez les brocolis et disposez-les sur un plat de service chaud. Garnir de viande et saupoudrer généreusement de graines de sésame.

Bœuf grillé

Pour 4 personnes

450 g de steak maigre, tranché
60 ml / 4 cuillères à soupe de sauce soja
2 gousses d'ail, écrasées
5 ml / 1 cuillère à café de sel
2,5 ml / ¬Ω cuillère à café de poivre fraîchement moulu
10ml / 2 cuillères à café de sucre

Mélanger tous les ingrédients ensemble et laisser mariner 3 heures. Griller ou griller (broil) sur un gril chaud pendant environ 5 minutes de chaque côté.

www.ingramcontent.com/pod-product-compliance
Lightning Source LLC
Chambersburg PA
CBHW071239080526
44587CB00013BA/1685